ANDRESSA PEDRAS
BEATRIZ SANTOS

ERA UMA VEZ UM CABELO

ALOPECIA AREATA
EM HISTÓRIAS REAIS

Dados Internacionais de Catalogação na Publicação (CIP)
(Câmara Brasileira do Livro, SP, Brasil)

Pedras, Andressa
    Era uma vez um cabelo : alopecia areata em histórias reais /
Andressa Pedras, Beatriz Santos. – São Paulo : Paulinas, 2017. – (Coleção
superação)

    Bibliografia.
    ISBN: 978-85-356-4262-9

    1. Alopecia areata 2. Alopecia areata - Diagnóstico e tratamento
3. Alopecia areata - Pacientes - Relatos 4. Livro-reportagem I. Santos,
Beatriz II. Título. III. Série.

17-01035   CDD-070.449613092

Índice para catálogo sistemático:
1. Alopecia areata : Livro-reportagem : Jornalismo   070.449613092

1ª edição – 2017

Direção-geral: *Bernadete Boff*
Editora responsável: *Andréia Schweitzer*
Copidesque: *Simone Rezende*
Coordenação de revisão: *Marina Mendonça*
Revisão: *Sandra Sinzato*
Gerente de produção: *Felício Calegaro Neto*
Projeto gráfico: *Manuel Rebelato Miramontes*
Foto de capa: *laboko ©fotolia*

*Nenhuma parte desta obra poderá ser reproduzida ou transmitida
por qualquer forma e/ou quaisquer meios (eletrônico ou mecânico,
incluindo fotocópia e gravação) ou arquivada em qualquer sistema ou
banco de dados sem permissão escrita da Editora. Direitos reservados.*

Paulinas
Rua Dona Inácia Uchoa, 62
04110-020 – São Paulo – SP (Brasil)
Tel.: (11) 2125-3500
http://www.paulinas.org.br – editora@paulinas.com.br
Telemarketing e SAC: 0800-7010081
© Pia Sociedade Filhas de São Paulo – São Paulo, 2017

"A vida não consiste em ter boas cartas na mão
e, sim, jogar bem as que se tem."
Josh Billings

Agradecimentos

Agradecemos aos pacientes e seus familiares pelo interesse e participação no livro; aos participantes do AAGAP – Grupo de Apoio aos Pacientes com Alopecia Areata pelas conversas e incentivo; aos médicos, psicólogos e antropóloga pelo embasamento teórico, especialmente à Dra. Enilde Costa pela disponibilidade e leitura técnica do material e à Profa. Dra. Rose Bars pela orientação ao longo do projeto; e aos nossos pais pelo apoio e carinho.

Sumário

Apresentação 9

Introdução 11

Capítulo 1 – Conhecendo a alopecia areata.......................... 13

Capítulo 2 – Tratamentos: consequências e alternativas 38

Capítulo 3 – Cabelo e comportamento................................. 72

Capítulo 4 – Crianças e adolescentes 102

Capítulo 5 – Grupos de apoio e pesquisas científicas.......... 124

Epílogo 145

Contatos úteis 154

Referências bibliográficas.. 156

Anexo – Galeria de fotos 161

Apresentação

O livro-reportagem *Era uma vez um cabelo: alopecia areata em histórias reais* foi originalmente produzido e apresentado, em 2014, como trabalho de conclusão do curso de Jornalismo, sob orientação da Profa. Dra. Rosemary Bars Mendez.

A partir de histórias reais de quinze pessoas, são apresentados aspectos importantes da convivência com a alopecia areata (AA), como o diagnóstico, os tratamentos, o preconceito, a ocorrência em crianças e adolescentes, a necessidade de acompanhamento psicológico e as pesquisas científicas na área.

Foram entrevistadas 27 pessoas, entre pacientes, familiares e especialistas, buscando uma compreensão ampla sobre a alopecia areata, uma doença crônica não cicatricial dos folículos pilosos, caracterizada pela perda localizada ou difusa de cabelos ou pelos, sem que ocorra destruição ou atrofia dos folículos, motivo pelo qual pode ser reversível. A etiologia da doença ainda não é completamente conhecida, embora já se saiba que é necessária uma soma entre componente genético e fatores externos para que se manifeste. Embora não existam dados estatísticos precisos, estima-se que cerca de 1,7% da população apresente pelo menos um episódio de AA durante a vida, segundo artigo de revisão feito pelo dermatologista Evandro Rivitti, em 2005.

Apesar de não oferecer risco de vida ou afetar o funcionamento dos órgãos vitais, a alopecia areata pode causar grandes danos emocionais e psicológicos pela mudança repentina na aparência das pessoas, sendo muitas vezes tratada de maneira conjunta por dermatologistas, psiquiatras e psicólogos.

Sendo assim, a produção deste livro se mostra relevante por tratar de uma doença que, embora não seja considerada rara, é pouco conhecida e divulgada na mídia, o que causa preconceitos e – muitas vezes – a propagação de informações erradas e enganosas. Com ele, objetiva-se informar e esclarecer as pessoas em relação à doença, contribuindo para a conscientização e a redução de preconceitos.

Introdução

Embora não apresente risco à vida do paciente, a perda dos cabelos tem grande impacto emocional e social, podendo levar a outros problemas, como baixa autoestima, transtornos de ansiedade e depressão.

Por conta da complexidade da alopecia areata, o livro foi dividido em cinco capítulos, buscando abordar, em cada um, diferentes aspectos da convivência com essa doença ainda pouco divulgada no Brasil.

No primeiro capítulo, Jocélia, Claudia e Ronaldo relembram como descobriram o que era a areata e como vêm lidando com a doença.

O segundo capítulo, cujo enfoque é nos tratamentos, traz as histórias de Viviane, Camila e Glauco, que descrevem o que já fizeram na busca pela recuperação dos cabelos, as consequências de suas escolhas e como encaram a incerteza quanto aos resultados dos tratamentos.

O cabelo como forma de pertencer a determinado grupo é um dos temas abordados no capítulo 3, em que Midian, Maria de Lourdes, Luciana e Nadir contam como é ser uma mulher careca, no Brasil, nos dias de hoje.

E se não é fácil para os adultos, imagine como as crianças e adolescentes lidam com a perda dos cabelos. É o que as histórias de Lucas, Victor e Guilherme, que desenvolveram a AA antes dos 18 anos, mostram no capítulo 4, dedicado a eles e seus familiares.

No quinto capítulo, Jorge e Gilmara contam como tem sido importante participar de grupos de apoio, em que conhecem outros pacientes, compartilham histórias e ideias, além de tirarem dúvidas e se informarem a respeito de tratamentos e novas pesquisas na área.

Por fim, o epílogo vem para mostrar como estão os personagens, aproximadamente dois anos depois das entrevistas para o livro. Enquanto alguns optaram por retomar os tratamentos, outros passaram a enxergar a alopecia sob uma nova perspectiva, priorizando outros aspectos da vida. Apesar das diferentes abordagens da doença, persiste a consciência de que o que importa não é o que acontece, mas o que você escolhe fazer a partir de então.

CAPÍTULO 1

Conhecendo a alopecia areata

Era mais uma noite de 1998. No segundo encontro com Natanael, um rapaz bonito e interessante que conhecera em uma balada sertaneja, Jocélia Secco – uma boina preta sempre na cabeça – foi surpreendida por uma pergunta do homem que começava a conhecer melhor:

– Ah, posso fazer um pedido para você?

– Pode...

– Da próxima vez, você vem sem a boina para eu ver como é seu cabelo?

Ao invés de uma resposta, o que ele recebeu foi uma bela gargalhada. Meio desconcertado, o rapaz insistiu e perguntou o porquê de tanta risada.

– Porque vai demorar para você ver meu cabelo! –, ela respondeu sorrindo.

– Como assim?

– Ah... Eu não tenho cabelo.

Natanael não sabia ainda, mas sua futura namorada, com quem teria um relacionamento de doze anos, tinha alopecia areata (AA), uma doença inflamatória crônica, com características autoimunes, que atinge os folículos pilosos de qualquer parte do corpo, causando a queda de cabelos e pelos. Atinge igualmente homens e mulheres e é mais comum em jovens, sendo que em 60% dos casos, o primeiro episódio ocorre antes dos 20 anos.[1]

Em um estudo[2] desenvolvido entre 1975 e 1989 em Minnesota, nos EUA, constatou-se que a doença afetava entre 0,16% e 0,2% da população, sendo que 1,7% das pessoas apresentaram a probabilidade de ter algum episódio de AA durante a vida. A dermatologista Flávia Sternberg,[3] médica colaboradora do Ambulatório de Cabelos da Unifesp, em São Paulo, diz não existir cura para essa doença e explica que, o que se faz, é tratar o episódio.

---

[1] PRICE, Vera H. Alopecia areata: clinical aspects. *Journal of Investigative Dermatology*, USA, v. 96, n. 5, p. 68s, 1991. Disponível em: <http://www.nature.com/jid/journal/v96/n5s/pdf/5612518a.pdf>. Acesso em: 3 nov. 2014.

[2] SAFAVI, K. H.; MULLER, S. A.; SUMAN, V. J.; MOCHELL, A. N.; MELTON, L. J. Incidence of alopecia areata in Olmsted County, Minnesota, 1975 through 1989. *Mayo Clinic Proceedings*, USA, v. 70, pp. 628-633, 1995. Disponível em: <http://www.mayoclinicproceedings.org/article/S0025-6196(11)63913-X/pdf>. Acesso em: 3 nov. 2014.

[3] STERNBERG, Flávia. Entrevista concedida a Andressa Pedras e Beatriz Santos. São Paulo, 19 ago. 2014.

Era uma vez um cabelo

Segundo ela, "não existe ainda nenhum tratamento que consiga mudar o curso natural dessa doença", então manter a medicação constante não garante que o cabelo nunca mais irá cair.

Explicações diretas como essa só chegaram a Jocélia depois dos 20 anos. Criada em Campinas, interior de São Paulo, desde os nove anos ela percebia as pequenas falhas que apareciam em seu cabelo, de tempos em tempos, mas logo desapareciam. É a manifestação mais comum da doença. Segundo a médica Flávia Sternberg, estima-se que 95% dos casos sejam em áreas pequenas, sendo até considerado comum as falhas repilarem espontaneamente e o paciente passar os trinta anos seguintes sem apresentar novas áreas alopécicas.

Quando criança, as pequenas falhas nos cabelos de Jocélia foram tratadas como sintoma da giárdia, uma doença causada por um protozoário parasita. O remédio não fez diferença e as falhas continuaram a aparecer e sumir da mesma forma. Foi assim até os 15 anos, quando sobrou apenas uma falha na nuca, onde nunca mais nasceu cabelo. Porém, para ela, a causa do seu problema continuava desconhecida.

Celinha, como é chamada pelos familiares, conta que "naquela época ia aos médicos, mas nenhum deles sabia explicar o que era. Era tudo estresse, estresse,

estresse, então eles davam remédio para fortalecer o cabelo. Eles achavam que o cabelo estava fraco, que a raiz estava fraca".

A falta de um diagnóstico definitivo causava muita ansiedade nela e nos pais, Eliza e Hélio, que acompanhavam tudo de perto e não sabiam qual era o problema na saúde da filha. Muitas vezes, o diagnóstico da alopecia areata se confunde com o de outros tipos de queda de cabelo, o que acaba atrapalhando o início do tratamento.

Porém existem algumas características da AA que os dermatologistas usam para diferenciá-la das outras alopecias. A presença dos chamados "pontos de exclamação" nas bordas das áreas sem cabelo é um desses aspectos conhecidos como sinais dermatoscópicos.[4] Os fios em ponto de exclamação são curtos ou quebrados e bem finos perto da raiz, lembrando a forma do sinal ortográfico. É um sinal que sugere o diagnóstico de Areata e a atividade da doença, ou seja, a presença deles indica que o paciente está passando por um episódio de alopecia areata que, como já foi dito, tem o curso imprevisível.

**

---

[4] Sinais dermatoscópicos são assim chamados porque não são visíveis a olho nu, mas apenas por meio de um instrumento chamado dermatoscópio, utilizado por dermatologistas.

Além das falhas no cabelo, foi também quando criança que, na escola, Jocélia percebeu que não enxergava direito, mesmo sentando-se na primeira carteira. Descobriu, então, que tinha **ceratocone**, uma doença não inflamatória da córnea em que esta assume uma forma cônica, resultando na distorção das imagens.

CERATOCONE

Na maioria dos casos, a doença causa uma baixa visual não recuperável com óculos. As lentes de contato (LC) rígidas ou gelatinosas especiais costumam propiciar boa visão, mas a evolução da doença pode levar o paciente a ser intolerante às LC e necessitar de um procedimento cirúrgico, como o anel intracorneano (Anel de Ferrara) ou o transplante de córnea.

Fonte: Site do Centro Catarinense de Tratamento do Ceratocone.

O transplante é realizado somente em 10% dos casos, quando a progressão provoca cicatrizes corneanas ou quando a visão não é satisfatória com os tratamentos anteriores. Era o caso de Jocélia que, aos 15 anos, realizou o transplante da córnea do olho esquerdo e, aos 20, transplantou a córnea do direito.

Foi um período estressante. Os pontos da segunda cirurgia não estavam cicatrizando e o medo da rejeição ao transplante somado aos fortes remédios que tomou contribuíram para que a alopecia areata, que, até então, estava estagnada, evoluísse em poucos meses para um quadro de alopecia areata universal, a forma mais grave da doença.

Existem diferentes formas de manifestação da AA, que variam de acordo com o número de falhas, sua extensão e localização. Segundo a dermatologista Gabriela Santiago, em sua dissertação de mestrado, de 2011, as formas clínicas clássicas são cinco, conforme elencado no quadro a seguir:

ALOPECIA AREATA UNIFOCAL

Única área alopécica redonda ou oval, lisa, com coloração da pele normal e pelos de aparência normal nas bordas, mas facilmente retirados por tração.

ALOPECIA AREATA MULTIFOCAL

Múltiplas áreas alopécicas, tanto no couro cabeludo quanto em outras áreas pilosas.

ALOPECIA AREATA OFIÁSICA

As falhas atingem as margens inferiores do couro cabeludo. Tem maior incidência em crianças.

ALOPECIA AREATA TOTAL

Perda total dos fios do couro cabeludo.

ALOPECIA AREATA UNIVERSAL

Perda total dos pelos do corpo (couro cabeludo, cílios, sobrancelhas, barba, bigode, axilas, áreas genitais, braços, pernas e qualquer área com pelos, como o tronco, nos homens). Estudos indicam que de 15% a 25% dos casos progredirão

> para alopecia total ou universal, sendo incomum a recupera-
> ção completa nesses casos.
> Fonte: Santiago, 2011.

Ao se ver completamente sem cabelos, sobrancelhas e cílios, a ansiedade foi às alturas. "Eu pegava ônibus e as pessoas ficavam olhando para a minha cara.
Você começa a ficar estressada, né? Até que um dia o
cobrador ficou olhando assim para mim e eu falei: 'O
que que você tá olhando? Perdeu alguma coisa aqui?!'.
Eu estava no extremo, à flor da pele... Nervosa mesmo."

Decidiu, então, pedir demissão do emprego e,
durante três meses, ficou sem sair de casa. Nesse meio-
-tempo começou a costurar para uma confecção que,
hoje, tem oito lojas, nas quais trabalha como gerente e
supervisora de vendas.

Sua irmã, cansada de vê-la sofrer, começou a con-
vidá-la para sair à noite e dançar, para esquecer um pouco os problemas. De tanto ser chamada, um dia aceitou
e passou a frequentar as chamadas "baladas sertanejas"
com a irmã e o cunhado. A sua experiência como cos-
tureira a levou a criar uma coleção de boinas e lenços,
com os quais se sentia protegida e livre. Era o que ela
precisava para conseguir encarar a nova fase da sua vida,
sem deixar que a falta de cabelos limitasse seu dia a dia.

Nos anos seguintes, alternou períodos em que não tratava a alopecia areata com outros em que decidia tentar novamente. Em uma das tentativas, iniciou um tratamento alternativo em São José do Rio Preto, com florais, massagens e acupuntura. Um dia, conversando com o médico, comentou que às vezes sentia muito sono, um cansaço "que se eu não deitasse e dormisse 15 minutos parecia que eu ia desmaiar", explica.

Veio então o diagnóstico da **talassemia**, uma doença hereditária que causa anemia. Ela pode ter quatro formas: major, intermédia, minor e mínima, sendo que os sintomas do nível mais grave aparecem já nos primeiros meses de vida. "Em consequência da intensa anemia, ocorre um retardo do crescimento e do desenvolvimento e a criança torna-se progressivamente mais fraca, com grande suscetibilidade a infecções", explica o médico Antonio Sérgio Ramalho, no livro *As hemoglobinopatias hereditárias: um problema de saúde pública no Brasil*.

No caso de Jocélia, a talassemia é do nível mais leve (mínima), que tem como característica ser assintomática. Talvez por isso, até hoje, ninguém da família dela tenha descoberto a doença, que nos casos leves só pode ser detectada com exames de sangue específicos.

TALASSEMIA

Também chamada de Anemia do Mediterrâneo, é transmitida geneticamente. É comum em descendentes de italianos e por-

> tugueses, por isso, casos da doença são recorrentes no interior do estado de São Paulo, onde a imigração italiana no Brasil teve maior incidência, no século passado. A doença também é frequente em descendentes de sírios, judeus, gregos e chineses.
>
> Fonte: Ramalho, 1986.

A característica da hereditariedade está presente, também, na alopecia areata. Estudos demonstram que existe uma forte evidência de que se trata de uma doença autoimune com predisposição genética, mas que também é influenciada por fatores ambientais e emocionais.[5]

Além disso, de acordo com as pesquisadoras americanas Maria Hordisnky e Marna Ericson, em artigo publicado em 2004, é frequente a associação com **atopia**, presente principalmente nas formas mais graves de AA, sendo que 40% dos pacientes com AA são, também, atópicos.

> ## ATOPIA
>
> Predisposição genética a reações exageradas dos mecanismos de defesa do organismo. É como se o organismo do atópico encarasse situações normais do cotidiano como ameaças importantes. A atopia funciona, dessa forma, como uma aler-

---

[5] SANTIAGO, Gabriela Andrade. *Presença de comorbidades como fator agravante de alopecia areata em crianças e adolescentes de 0 a 19 anos de idade no Hospital Universitário de Brasília*. 2011. 63f. Dissertação (Mestrado em Ciências da Saúde) – Programa de pós-graduação em Ciências da Saúde, Universidade de Brasília, Brasília, 2011.

> gia pouco específica, em que não há um único agente capaz de desencadear as reações alérgicas.
>
> Pode manifestar-se de várias formas, dentre elas asma, dermatite atópica, rinite alérgica e esofagite eosinofílica.
>
> Fonte: Site Boa Saúde.

Segundo as pesquisadoras, o histórico familiar da areata também é importante, variando entre os estudos em uma proporção de 4% a 28%. A participação genética é apoiada pela ocorrência em gêmeos univitelinos (55%), existência de casos familiares (10% a 42%) e associação com doenças congênitas.

***

Embora gostasse muito de fazer os tratamentos alternativos, as viagens para São José do Rio Preto começaram a pesar no orçamento e os resultados ainda não tinham aparecido. Jocélia decidiu, então, conciliar medicina alternativa e alopática e procurou novamente um dermatologista, em Campinas, que deu 100% de garantia de que o cabelo iria nascer. "Ele disse: 'Você vai tomar cortisona'. Aí eu expliquei que já tinha tomado alguns meses antes e o cabelo caiu mesmo assim". A queda aconteceu repentinamente. Jocélia conta que foi só parar o tratamento e "Um mês depois, deitei com cabelo e acordei sem. Acordei e o cabelo todo no travesseiro, tudo... tudo... tudo". Mesmo sabendo de toda essa experiência, o médico insistiu no tratamento, dizendo que era só ela continuar tomando o remédio, sem parar.

Impelida pela vontade de ter as longas madeixas escuras de volta, ela aceitou fazer o tratamento e, em quatro meses, o cabelo voltou. Pouco tempo depois, o diabetes de seu pai, Hélio Lopes Secco, agravou-se. Revezando-se com os seis irmãos, ela ia ao hospital e acompanhava o quadro do pai, que piorou rapidamente. Jocélia associa a angústia e a tensão vividas nesse período com o aparecimento de novas falhas no couro cabeludo. "Quando meu pai faleceu, caiu todo o meu cabelo, mesmo com o remédio. Comecei a tomar florais, para tirar a ansiedade, porque eu era muito ansiosa... Mas morte de pai é complicado, né?", conta.

Ela diz perceber que depois de ter perdido os cabelos começou a ficar estressada e nervosa. "Até então, antes da queda de cabelo, eu era uma pessoa calma, não sei o que aconteceu, mudou minha personalidade. Eu era calma, não era tão ansiosa, né... Aí meu cabelo começou a cair eu fui ficando estressada, nervosa, ansiosa."

Para a dermatologista Flávia Sternberg, "todo mundo está sujeito ao estresse. E se o estresse não está envolvido na gênese, está envolvido depois, porque a alopecia areata é uma doença que causa estresse. Você lidar com isso, ver o seu cabelo caindo, lidar com a imprevisibilidade é muito estressante".

Um dos motivos para o aumento do estresse e da ansiedade de Jocélia é que ela não conhecia ninguém que estivesse enfrentando o mesmo problema. "Eu olhava para as pessoas e pensava 'caramba, por que todo mundo tem cabelo e só eu não tenho?', eu achava que só eu tinha isso... Eu me achava um monstro, a pior pessoa do mundo, que era só eu que tinha esse problema", desabafa.

Até então, ela não sabia nem o nome da doença. Foi só aos 24 anos, em São José do Rio Preto, que descobriu o termo alopecia areata e pôde, assim, pesquisar na internet e encontrar pessoas de todos os cantos enfrentando a mesma situação que ela. "Foi uma alegria. Pensava: 'Caramba, se tem gente no mundo todo com isso e ninguém consegue resolver, então o problema não é só meu", diz entre gargalhadas, que refletem seu estado de espírito atualmente, aos 46 anos.

Hoje, com o uso de perucas, os olhares cessaram e a maioria das pessoas nem desconfia que ela não tem cabelo. Embora considere difícil conhecer pessoas novas e falar sobre a alopecia, ela continua encarando a vida de forma alegre, aguardando a descoberta de algum tratamento definitivo.

***

Assim como Jocélia, Claudia Grycak demorou a receber o diagnóstico de alopecia areata. As primeiras falhas surgiram em 1995, quando tinha 19 anos de idade, fato que ela relaciona ao falecimento do pai, vítima de um infarto, aos 63 anos. "Meu pai teve um ataque enquanto esperava a consulta com a minha mãe. Foi rápido, fulminante... Foi um choque."

Naquela época, as falhas no cabelo apareciam e desapareciam com tanta rapidez que os médicos não conseguiam apontar corretamente a causa do problema, considerando, muitas vezes a hipótese de ser uma alergia causada pelo uso de algum medicamento ou produto para cabelo. "Cada vez que eu marcava uma consulta, ia rezando para que me dissessem o que eu tinha. Aí os médicos pediam os exames, e eu na noite anterior à realização deles, chegava a ponto de pedir 'Ai meu Deus dá alguma coisa nesse exame, dá alguma coisa nesse exame'. Olha que absurdo! Para ter uma resposta, para ter um rumo... 'O que você tem é isso, trata assim, vai acontecer assim'. Hoje eu peço perdão a Deus por isso."

Claudia demorou a obter um diagnóstico preciso, só conseguindo isso em 2000, quando o cabelo voltou a cair, durante os preparativos para o seu primeiro casamento. Na ocasião, por indicação de uma prima, que tem um tipo de alopecia atrelada a um problema na tireoide, a assistente financeira consultou uma médica que, enfim, iniciou o tratamento. Porém, depois de um período de dois anos, com os cabelos nascendo e caindo novamente, optou por raspar toda a cabeça. "Demorei a fazer isso. O tamanho do lenço foi aumentando. Era uma faixinha, aí uma faixinha maiorzinha, aí outra maior ainda. Aí era um lenço só com um rabicó atrás, preso com o grampo. Foi... foi... foi…, até que um dia eu falei, chega, vocês não vão acabar comigo. Eu vou acabar com vocês."

A decisão de raspar a cabeça ajudou Claudia a aceitar a doença e a enfrentar o problema de uma maneira diferente. "Foi a partir desse momento que passei a aceitar que a Claudia não tinha mais cabelo e que poderia nunca mais ter."

Além da AA, ela também desenvolveu outra doença autoimune, a **artrite reumatoide** (AR). Isso aconteceu após sua gravidez de Luiza, hoje com cinco anos.

ARTRITE REUMATOIDE

De origem desconhecida, a AR é caracterizada como poliartrite periférica (artrite que envolve cinco ou mais articulações), simétrica, que leva à deformidade e destruição das articulações.

Fonte: Laurindo et al, 2004.

ERA UMA VEZ UM CABELO

***

As doenças autoimunes, como a alopecia areata e a artrite reumatoide, são caracterizadas pela ação do sistema imunológico contra o próprio organismo, segundo o doutor em imunologia Rafael Ribeiro.[6] Ele explica que nosso sistema é formado por órgãos e células especializadas, responsáveis pelo equilíbrio e estabilidade do organismo. As estruturas que compõem o sistema imunológico vão desde a medula óssea, onde as células imunes são geradas, até o timo, linfonodos, baço e intestino, considerados órgãos do sistema imunológico nos quais as células imunes amadurecem e desempenham suas funções.

Os médicos Ivan Roitt e David Male explicam no livro *Imunologia*, de 1999, que o meio ambiente contém uma grande variedade de agentes infecciosos – vírus, bactérias, fungos, protozoários e parasitas multicelulares, que podem causar doenças e levar o hospedeiro a óbito, caso sua multiplicação no organismo ocorra de forma descontrolada. A maioria das infecções nos organismos normais é de curta duração e quase sempre

---

[6] RIBEIRO, Rafael. Entrevista concedida a Andressa Pedras e Beatriz Santos, São Paulo, 4 set. 2014.

não causa dano permanente. Isso se deve à existência do sistema imunológico, que combate agentes infecciosos.

No caso das doenças autoimunes, o processo se dá principalmente pela ação dos *linfócitos T*, responsáveis por matar células teciduais, e pela ação dos *linfócitos B*, produtores de anticorpos que reconhecem moléculas do próprio organismo como agentes agressores.

As doenças autoimunes são multifatoriais, ou seja, dependem de uma série de fatores para serem desencadeadas. De maneira geral, fatores como infecções, alterações hormonais, fumo ou deficiências nutricionais, podem contribuir para o desenvolvimento da autoimunidade. A predisposição genética também é um fator importante. Apesar de as doenças autoimunes não serem caracterizadas como doenças genéticas, determinados genes e suas variantes podem predispor um indivíduo a desenvolvê-las.

As mais comuns são: artrite reumatoide (inflamação das articulações e tecidos associados), lúpus eritematoso sistêmico (afeta a pele, articulações, rins, cérebro e outros órgãos), esclerose múltipla (afeta o cérebro e a medula espinhal), doença celíaca – intolerância ao glúten (afeta o intestino), vitiligo (afeta a pele e causa a perda de pigmentação), psoríase (afeta a pele), doença de

Hashimoto (afeta a tireoide), diabetes do tipo I (afeta a produção de insulina no pâncreas), entre outras.

No caso da alopecia areata, são os linfócitos T que se infiltram nos bulbos capilares e provocam uma inflamação no folículo piloso, o que leva a um enfraquecimento da haste do pelo e, consequentemente, à queda dessa haste, ou seja, do fio de cabelo.

Em condições normais, os bulbos capilares são regiões imunologicamente privilegiadas, nas quais um ambiente supressor impede que linfócitos T autorreativos ataquem os folículos. Não se sabe ainda quais mecanismos desencadeiam a falha nesse ambiente supressor, provocando a ativação e infiltração de linfócitos T autorreativos nos bulbos capilares. A compreensão desses mecanismos vem sendo estudada por pesquisadores e é importante para o desenvolvimento de tratamentos mais eficazes.

***

Hoje em dia, Claudia lida bem com a areata, mas nem sempre foi assim. "Não tinha as informações que você tem hoje. Eu ficava inconformada. Como assim o meu organismo rejeita o meu cabelo? Eu não aceitava isso. Parece que não tinha tantas pessoas... Acho que porque eu não conhecia o problema. Então foi muito difícil." Além de sua prima, que tem outro tipo de alopecia, ela conhecia apenas mais uma pessoa com a doença, uma moça que perdeu o cabelo todo durante uma noite, mas com quem não tem mais contato. "De repente a gente até tinha passado por alguém na rua que tivesse o problema, mas a primeira coisa que as pessoas pensam é o quê? Que você está fazendo quimioterapia."

Ao longo de seus 39 anos, fez tratamentos com laser, injeções e via oral. Entre tratamentos alternativos, já procurou ajuda na umbanda e durante um ano e meio frequentou uma psicóloga alternativa, onde fazia reflexologia (uma forma especial de massagem feita, especialmente, com os polegares), e pintava. Ela tentou até mesmo um ritual xamânico,[7] mas não conseguiu ir até o fim.

Seguindo o conselho de um médico, desde 2004 Claudia não faz mais nenhum tratamento. Ao procurá-lo, ele a questionou sobre o que realmente queria: "Você quer gastar o seu dinheiro? Eu dou o tratamento para você. Mas não posso garantir o seu cabelo de volta. Vá

---

[7] Segundo o site InfoEscola, "o ritual xamânico pressupõe a presença de um sacerdote, conhecido como xamã. Ele normalmente se apresenta com o estado de consciência alterado, em êxtase, expressando assim poderes que normalmente não detém, comunicando-se com espíritos, plantas, entre outros seres, por meio de instrumentos próprios desses ritos, do seu corpo ou do organismo dos que assistem à cerimônia ou lá se encontram para serem tratados".

viver sua vida e, ao invés de gastar dinheiro com tratamento, vá gastar com outras coisas. Se tiver que nascer,
vai nascer sozinho".

Arrasada, ela decidiu nunca mais tratar a alopecia.
Mesmo assim, nesses dezenove anos, o cabelo chegou a
nascer duas vezes. A primeira foi em 2010, mas os fios
caíram quando trocou de emprego (para um ambiente
estressante) e, também, se separou do segundo marido.
Hoje em dia o cabelo está crescendo novamente, o que
Claudia associa ao uso dos remédios para o tratamento
da artrite reumatoide.

***

Para a família de Claudia, a doença foi algo difícil,
principalmente para sua mãe, que mora na mesma casa,
e sua irmã mais velha. Sua filha se acostumou a vê-la
dessa forma, pois, quando nasceu, a mãe já não tinha
cabelos. Luiza brinca com as perucas da mãe, coloca na
cabeça, penteia... Tudo como se fosse uma grande brincadeira. "No começo, com o meu sobrinho... Eu não ficava sem lenço nem peruca na frente dele. Depois que
ele começou a se acostumar, até trazia as pessoas no meu
quarto para mostrar o que ele chamava de 'cabelos de
mulher'."

É somente em casa que se sente à vontade para ficar sem peruca, já que no passado, quando trabalhava em um comércio, se cansava de dar explicações para todos e receber olhares piedosos de pessoas que achavam que ela fazia quimioterapia. "No começo eu usava lenço e boininha, porque tinha receio de usar peruca. Assim, na minha humilde cabecinha né, eu me imaginava – uma mulher com quase dois metros de altura – atravessando a rua, batendo o vento e a peruca voando." E foi assim, até ser convidada para um casamento e se interessar pelo uso das perucas. Agora se acostumou e possui cinco. Loira, ruiva, comprida, curta... Sempre varia.

Em seu trabalho atual, foi contando aos poucos sobre a AA, até que depois de um ano e três meses começou a ir com outras perucas. Seus colegas de trabalho notando a mudança, questionaram-na e se espantaram com a situação. Hoje em dia até opinam sobre qual cor de cabelo combina mais com ela, que brinca com as vantagens de não ter que se preocupar com as mudanças climáticas que afetam a chapinha, e poder usar, para comprar roupas, o dinheiro que gastaria com xampu e idas ao salão de beleza.

***

ERA UMA VEZ UM CABELO

Claudia já levou sua história para a televisão. Em 2010, na novela *Viver a vida* da Rede Globo, após o término de cada capítulo, era transmitido o depoimento de uma pessoa sobre alguma superação em sua vida. Claudia foi chamada para fazer a gravação, ficando conhecida pelo público. Depois da participação, passou a receber telefonemas e e-mails com dúvidas sobre AA. Para ajudar as pessoas que buscavam informações, resolveu criar um blog, o Alopecia Areata Brasil. Até hoje recebe diariamente mensagens de leitoras.

Ela também faz parte de grupos sobre areata em redes sociais. Durante algum tempo frequentou o AAGAP – Grupo de Apoio aos Pacientes com Alopecia Areata – em São Paulo, mas atualmente não está participando dos encontros porque eles ocorrem aos sábados, no mesmo horário de suas aulas de inglês. Trabalhando de segunda a sexta e com a filha na escola o dia inteiro, decidiu estudar em um dia da semana que não diminuísse seu tempo com ela. Hoje em dia, suas atividades são mais familiares, e dedica toda a sua atenção para Luiza, que não queria desgrudar da mãe durante toda a entrevista. Filha do seu segundo marido, já compreende a doença da mãe e se envolve nas respostas dadas por Claudia sobre "os problemas dos cabelinhos", como elas costumam falar.

***

Ronaldo Giovanelli, de 47 anos, também não teve dificuldades com os filhos quando descobriu que tinha alopecia areata. O ex-goleiro e atual comentarista esportivo de televisão perdeu todo o cabelo quando Lucas e Matheus tinham oito e sete anos, respectivamente, e conta que eles já se acostumaram com sua aparência sem cabelo, pelos, sobrancelhas e cílios. A ida tradicional ao barbeiro continua, mas agora só os meninos usufruem do serviço.

O problema foi notado aos 30 anos, quando ainda era goleiro do Corinthians, e usava os cabelos longos. Percebendo algumas falhas na barba e no cabelo, ficou preocupado, mas elas melhoravam assim que Ronaldo ia para a praia descansar, por associar o problema ao estresse. "Todo mundo fala que é do sistema nervoso, mas eu não lembro de ter tido nenhum choque tão impactante para cair o cabelo. Por isso comecei a pensar: 'Será que eu briguei com alguém, será que eu discuti, segurei alguma coisa?'. Mas eu sempre falei o que me vinha na cabeça", conta.

Então, um dia, há quatro anos, ele acordou e chamou sua mulher Roberta: "Môr, nós temos gato em casa?! Tá cheio de pelo aqui no travesseiro!". Ela tentou amenizar a situação, "Sabe o que é? Quando a gente dorme, perde alguns fios...". Parecia que ela não estava conseguindo entender... "Pô, espera. Vou acender a luz para você ver que não são só alguns fios, meu cabelo tá ficando aqui!"

Pouco depois o ex-jogador, que atuou em diversos clubes como Fluminense, Cruzeiro e Ponte Preta, destacando-se no Corinthians, em que é considerado um dos grandes ídolos da história do time, levantou, tomou banho, ligou para o chefe e anunciou que iria ter que raspar o cabelo. "Estava ficando horrível, não dava mais para disfarçar no programa que ia ao ar todo domingo pela televisão. Eu tinha que passar um produto preto e aquilo lá estava me incomodando também, foi quando decidi que tinha que tomar uma providência."

E é com humor que ele encara a doença. O começo foi difícil, Ronaldo se sentia mal até para tomar banho e durante um ano ainda repetia o gesto de lavar o cabelo. "Sofri tanto no começo, que depois eu acabei gostando e não consigo imaginar o cabelo e o cavanhaque de novo. Não sinto falta de nada, só dos cílios quando vou jogar bola... O suor vem direto", conta. Ele também não liga para os apelidos e brincadeiras por causa de sua aparência. "O legal é que eu tiro onda porque eu cresci na COHAB.[8] Lá, quando te davam um apelido ou você caía na porrada ou você esquecia, e eu sempre levei na boa essas coisas, nunca me preocupei também. Era careca, sem-teto, aeroporto de mosquito..."

Quem mais se preocupou com isso foram seus fãs e o público que o acompanhava na época de seu programa na emissora Rede TV. Por falta de informações sobre alopecia areata, as pessoas associavam sua falta de cabelo a câncer e enviavam e-mails e mensagens de preocupação e apoio ao comentarista, que tentava explicar o assunto da melhor forma, agradecendo sempre o carinho das pessoas. "Acho que quando chegou na TV esse negócio que eu estava com câncer e doente, eu quis mostrar e falar mais ainda o que era. Se, nesse momento, eu me fechasse e metesse um boné, seria pior." Também havia os que achavam que ele tinha aderido a um novo estilo, mas questionavam o motivo de ele ter raspado até as sobrancelhas.

Ronaldo nunca fez terapia, mas vê a possibilidade de um dia tentar. "Eu sou casado com uma psicóloga, né, mas não me vejo fazendo isso. Vou fazer o que lá? Conversar com o cara? Eu converso com a minha mulher, eu converso com o meu pai. Se eu tenho um problema,

---

[8] A COHAB é um programa de habitação popular de São Paulo, criado em 1965.

eu converso com você." Mas ele tenta ajudar quem passa pela mesma situação e não lida bem com isso, como quando pais pedem que converse com seus filhos com AA. "Acho que nós temos essa obrigação com as crianças, pois é difícil na escola, elas devem sofrer."

Nunca recorreu a tratamentos nem tomou medicação para tentar voltar a ter cabelo. Quando as falhas surgiram, procurou cerca de quinze dermatologistas, até que foi indicado para um médico renomado, mas ao perceber que ele era careca, desistiu e foi embora. Surgiu até a hipótese de que poderia ser uma micose ou bactéria proveniente da tesoura que seu barbeiro usou. "Eu falei: 'Pô, mas sempre vou no mesmo lugar'. Quando perguntado se o barbeiro esterilizou a tesoura, respondeu que achava que não... "Nem a toalha o cara deve ter lavado! Depois disso eu desencanei... Falei: 'Quer saber? Deixa isso aí'."

CAPÍTULO 2

Tratamentos: consequências e alternativas

Viviane Louro já recorreu a vários tratamentos para a alopecia areata que teve início em sua infância, quando tinha sete anos. Tudo começou com uma pequena falha no cabelo, que aparecia em situações de estresse, mas que sempre desaparecia, sem a necessidade de tratamento. Entretanto, há três anos, o cabelo voltou a cair de forma mais agressiva. "Tomei remédio, fiz tratamento com luzes, com laser, aplicação de cortisona. Eu fiz tudo o que vocês puderem imaginar, gastei muito dinheiro, e não adiantou lhufas... Não cresceu um pelinho. Mas qualquer coisa que aparecia minha mãe pedia para fazer, então eu fazia."

Primeiro ela perdeu todo o cabelo, depois as sobrancelhas, os cílios e o resto dos pelos do corpo. "Meu cabelo começou a cair em março e eu raspei o restante em novembro." Nesse período fez todos os tratamentos possíveis. "Se falava que tinha uma planta para passar, eu ia lá e pegava", conta a musicista e pesquisadora de 35 anos. Para ela o mais dolorido foi a aplicação de corticoide, um procedimento em que se injeta o remédio localmente mediante infiltrações. "Eu fiz dez sessões, só que cada vez eram trocentas picadas. Gastei bastante dinheiro com isso, uns dois, três mil reais no mínimo, entre consulta, remédio e aplicação." Viviane também recorreu à homeopatia, que sempre usou para o tratamento de outras doenças, mas não obteve nenhum resultado.

***

Quando se descobre uma falha no cabelo, é necessário consultar o quanto antes um dermatologista, aconselha Flávia Sternberg, médica colaboradora do Ambulatório de Cabelos da Unifesp, em São Paulo. Segundo ela, o diagnóstico é principalmente clínico e não é preciso biópsia ou exame de sangue. "É muito importante que a pessoa entenda o que tem, que é de natureza autoimune e que existe uma predisposição familiar, embora nem todo mundo encontre casos na família."

É preciso ficar atento à queda de cabelo, mas deve-se levar em conta que normalmente perdemos em média cem fios diariamente, o que varia de pessoa para pessoa. Viviane percebeu logo o que estava acontecendo e obteve o diagnóstico correto desde o início. Isso nem sempre acontece, já que existem diversas causas para a queda de cabelo, muitas vezes relacionadas às fases do ciclo de crescimento dos fios: *anágena, catágena* e *telógena*.

A primeira tem duração de dois a seis anos, período em que acontece o crescimento do pelo. Começa, então a segunda fase, de repouso, com duração de duas a três semanas. Por fim, na fase telógena, que dura de três a quatro meses, ocorre a involução do fio, que termina com seu desprendimento e o início de um novo ciclo.

Cada uma dessas fases está relacionada a determinados tipos de queda, além do formato do fio e outras particularidades, como apresentado no quadro a seguir:

EFLÚVIO TELOGÊNICO OU TELÓGENO

É uma queda exagerada e rápida dos pelos. Pode ocorrer no pós-parto, após a suspensão de contraceptivos orais, após febres altas, com estresse emocional, dietas radicais para emagrecer, cirurgias, hemorragias, anemias, após infecções, com o uso de certas drogas (heparina, cumarínicos, lítio, estatinas etc.) ou em doenças sistêmicas graves.

EFLÚVIO ANAGÊNICO OU ANÁGENO

Ocorre nas quimioterapias antineoplásicas, cujos princípios agem de maneira a inibir a fase anágena; a queda inicia-se poucas semanas depois do início do uso da medicação. O mesmo tipo de alopecia ocorre após intoxicação, seja ela acidental ou propositada, com sais de tálio (veneno de rato).

ALOPECIA ANDROGENÉTICA MASCULINA

Segue uma apresentação clínica característica, de acordo com os recessos frontais e frontoparientais (entradas) e afinamento de pelos do vértex (alopecia clerical, no topo da cabeça); alguns casos podem evoluir, juntando essas áreas de modo a produzir uma calvície (hipocrática) com ausência total de pelos.

ALOPECIA ANDROGENÉTICA FEMININA

Mais difusa que no padrão masculino; nota-se uma rarefação, inicialmente no nível do vértex, com progressão para a região frontotemporal, bem como uma linha de implantação frontal preservada. Como na masculina, os cabelos tornam-se gradativamente mais finos, com pelos terminais menos numerosos.

ALOPECIAS CONGÊNITAS

Ocorrem de maneira total ou parcial, às vezes com modificação da cor dos cabelos e com crescimento lento.

ALOPECIAS TRAUMÁTICAS

A mais comum, a alopecia por tração, ocorre principalmente nas áreas têmporo-frontais do couro, devido a trações permanentes no modo de pentear ou com a finalidade de esticar os cabelos com o calor. Ainda são reconhecidas as alopecias por escovação vigorosa, por alisamento por calor, por massagem exagerada e por encrespamento.

ALOPECIA ENDÓCRINA

No hipotireoidismo, com frequência pode-se observar perda difusa de cabelos, rarefação de supercílios e redução de pelos axilares, geralmente reversíveis com o controle da doença.

ALOPECIA POR DROGAS

Produzida por alguns medicamentos.

TRICOTILOMANIA

É um estado neurótico que leva pessoas (em geral meninas com menos de 10 anos de idade) a arrancar os cabelos.

Fonte: Azulay et al, 2008; Costa, 2014.

No Ambulatório de Cabelos da Unifesp, que atende somente pelo SUS, a dermatologista Flávia Sternberg e alguns residentes cuidam de casos de alopecia areata e outras doenças que causam queda de cabelo. "Não existe cura, então a gente trata o episódio. Se você tem um quadro leve, trata-se de forma leve. Se está evoluindo mais rápido, se está ficando mais extensa, tratamos com medicamentos um pouco mais fortes."

A dermatologista ainda explica que o mais comum é que as pessoas tenham quadros tranquilos de areata. "Noventa e cinco por cento dos casos acontecem em áreas redondas e o mais comum é que apareça em uma pequena área e repile. Aqui, por ser um ambulatório de especialidade, de referência, atendemos muitos

ERA UMA VEZ UM CABELO

pacientes com quadros extensos, mas normalmente as pessoas apresentam apenas uma pequena área quando, por exemplo, perdem alguém da família, em uma época específica. Depois essa área costuma repilar espontaneamente."

O corticoide é o principal tratamento, sendo utilizado em diferentes formas: tópico (aplicado na pele), infiltração (com uso de agulhas), via oral ou na veia (pulsoterapia), com todas as precauções e tempo adequado. O uso prolongado desse medicamento acarreta efeitos adversos, como alteração da quantidade de lipídios no sangue e da glicemia, ganho de peso e inchaços, por exemplo. Por isso as doses são as menores possíveis e o medicamento é retirado o quanto antes. De acordo com Sternberg, também é recomendado o uso de omeprazol, para proteger o estômago, além de cálcio e vitamina D, para proteger os ossos. O paciente é acompanhado por meio de exames de sangue e de densitometria óssea, utilizado para detectar a redução da densidade dos ossos.

Além dos corticoides, também são bastante utilizados a **imunoterapia com difenciprona**, o **minoxidil** e a **antralina**. Veja as características de cada um no quadro a seguir:

IMUNOTERAPIA COM DIFENCIPRONA

Aplica-se o medicamento no local para que provoque dermatite de contato alérgica na área, "mudando o foco dos linfócitos". Indicado para casos de alopecia areata que atingem mais de 40% do couro cabeludo ou que não responderam a outros tratamentos.

ANTRALINA

Substância sintética aplicada nas falhas. Pode irritar a pele e causar descoloração temporária ou acastanhar a região tratada. Uma das possíveis explicações para a ação do medicamento é que ele atue como imunomodulador, normalizando a função dos linfócitos T.

MINOXIDIL

Solução tópica que atua estimulando o crescimento do cabelo. Não é eficaz em pessoas que perderam completamente os pelos.

Fontes: Funabashi, 2006; Rivitti, 2005.

***

Para Viviane, o aparecimento da doença teve um fundo emocional. Quando criança, as pequenas falhas apareciam em épocas de provas, ou quando sofria *bullying* na escola. Quando o seu cabelo começou a cair em grandes quantidades, o seu irmão estava de viagem marcada para os Estados Unidos e ela havia terminado um namoro. Na época, começou a ficar desesperada, não por medo de ficar careca, mas, sim, por acompanhar o processo de ver o cabelo caindo em grandes quantidades. "No chão ficava um monte, de um dia para o outro eu perdia um punhado de cabelo. E banho? Cada vez que tomava banho eu falava: 'Ai meu Deus do céu'." Seus irmãos a apoiaram desde o início, e a incentivaram a raspar, mas para sua mãe foi mais difícil. "Ela não se conformava, queria que eu fizesse o tratamento e tomasse remédio. Então para ela foi difícil de aceitar, não me deu muito apoio no começo. Agora é normal. Mas é um normal assim... Entendeu? Às vezes a gente vai sair e eu percebo que ela se incomoda. Fala: 'Ah, põe um chapeuzinho'. Quando eu falo: 'Mãe, pelo amor de Deus, já faz três anos', ela se defende, falando que 'Não... É porque tá frio'. Eu só olho e respondo: 'Tá bom, aham'."

Depois do insucesso com os tratamentos, raspou o que tinha sobrado do cabelo com a intenção de colocar uma prótese. Acabou desistindo; comprou uma peruca, mas não conseguiu se adaptar. "Não gostei, eu fiquei me sentindo assim... falsa, com aquele negócio. Eu falei 'Quer saber? Vou assumir'." A musicista já usou o cabelo cor-de-rosa, rastafari e *dreadlocks*, por isso quando apareceu com o seu novo visual, com a cabeça toda raspada, as pessoas não estranharam muito. "Oitenta por cento das pessoas do meu convívio acham que eu raspo. Tem gente que fica perguntando como eu faço para deixar lisinho. Eu falo que é doença, mas as pessoas não associam", explica.

O início foi mais difícil, incomodava um pouco. "Quando eu assumi, não foi uma coisa 'Nossa estou *superadorando* estar assim'. Mas depois eu comecei a gostar. Para falar a verdade, eu gosto da minha carequinha." As pessoas costumam olhar, mas Viviane nunca sofreu nenhum preconceito ou foi alvo de alguma piada. Como trabalha com crianças, elas acabam questionando, querem cheirar e passar a mão. "Para mim é tranquilo, a careca realmente não me incomoda. Me incomoda às vezes, essa coisa das pessoas olharem muito quando eu estou mais sensível, com TPM."

Atualmente, Viviane faz doutorado em neurociência com uma pesquisa sobre Educação Musical e Autismo na Unifesp, trabalha com música e inclusão e é autora de livros na área de artes, música, inclusão e capacitação de professores. Ela não faz mais nenhum tipo de tratamento, mas seus cílios voltaram, assim como um pouco das sobrancelhas. "Para mim não voltou nada do cabelo e eu prefiro que seja assim. Volta, aí cai, aí volta... Isso é ruim. Não sei, talvez até volte, mas eu acho que no meu caso não, entendeu? Porque poxa, faz três anos já."

***

A questão do tempo não desanima a profissional de relações públicas e blogueira Camila Correa, de 30 anos. Para ela, paciente de alopecia areata há quase quatro anos, a volta do seu cabelo é uma questão de tempo e depende dos tratamentos. Ela acredita apenas no que é cientificamente comprovado, deixando de lado qualquer tipo de tratamento alternativo, pois os poucos que tentou não deram certo. "Acupuntura eu fiz uma vez e odiei. Ai, que ódio daquele negócio me furando! Me senti muito mal, porque eu não podia me mexer... Para mim não funcionou, não. Me sugeriram também tratamento **ortomolecular**. Mas eu não acredito muito não, para ser bem sincera. Não é para mim", conta.

MEDICINA ORTOMOLECULAR

De acordo com a Associação Brasileira de Medicina Ortomolecular, essa prática diferencia-se das outras áreas médicas na maneira como avalia os sintomas apresentados pelo paciente, considerando suas características individuais e as condições ambientais. Parte-se do princípio de que fornecendo às células os elementos necessários para seu funcionamento, elas conseguirão estabelecer o equilíbrio do corpo. "O primordial é dar condições ao meio interno para reagir ao meio externo."

Fonte: Site da Associação Brasileira de Medicina Ortomolecular

Para Camila, o tratamento mais eficaz, na verdade, começa na mente. "Você pode ir ao melhor médico do mundo, você pode ir para a China tratar com um cara que manja muito. Se você não aceitar a doença, não aceitar sua nova condição para que você lute por outra fase da sua vida, não vai rolar. De repente a homeopatia funciona porque a pessoa está de bem com ela mesma, está vendo a doença de outro jeito e aí o negócio funciona", considera.

Além dos tratamentos convencionais, ela acredita muito na importância do acompanhamento psicológico. "Não faço só por grana mesmo. Fiz por um tempo curto, não chegou a um ano. Na época, para o cabelo não adiantou nada, mas aprendi lições para a vida toda."

Hoje, tratando apenas com alopatia, Camila luta para manter os fios que preenchem 50% de seu couro cabeludo, além das sobrancelhas e dos longos cílios. O cabelo havia nascido completamente com o último tratamento, até que, em abril de 2014, um novo processo de queda teve início. Em maio do mesmo ano ela começou, então, a fazer sessões de infiltrações com corticoide a cada 15 dias, o que tem colaborado para a manutenção dos fios que restaram. Ela conta que passar por esse processo de perder todo o cabelo, recuperar 100% e perder novamente é muito difícil, desesperador. "A hora que eu peguei o espelhinho, bati o olho e vi, só conseguia pensar 'Eu não quero ficar careca!'. Aí chorei, chorei,

chorei... Chorei tudo que eu tinha para chorar. A primeira coisa que eu pensei foi: 'Vou perder tudo de novo, vai cair cílios, sobrancelhas, vai cair tudo!'."

Essas idas e vindas angustiantes, tão características da alopecia areata, são uma realidade relativamente recente em sua vida. Seu primeiro episódio de AA foi em 2010, dois meses depois de sofrer um sequestro-relâmpago em São Paulo, cidade onde nasceu e viveu até 2011, quando se mudou para Indaiatuba. Ela conta que foi buscar um amigo na Vila Madalena e quando parou na frente da casa foi levada. "Eu não falo sequestro-relâmpago, porque de relâmpago não tem nada, eles ficam horas com você. Eles não fizeram nada comigo, não tocaram em mim, mas rolou uma coisa muito forte no meu emocional."

Semanas depois apareceu a primeira falha, na parte de trás da cabeça. A princípio Camila associou a queda a alisamento de cabelo ou uso de algum produto químico, procedimentos corriqueiros na sua vida. Buscando um esclarecimento, foi a uma dermatologista, que não lhe explicou nada. "Ela só falou 'passa essa loção, toma essa vitamina e vá para a sua casa'. Ela nem me perguntou se eu tinha passado por algum estresse, ou se tinha feito algum tratamento químico... Nada."

Depois da primeira consulta a área sem cabelo começou a aumentar rapidamente. Dias depois, quando foi ao salão e a cabeleireira disse que aquilo não era queda por produto químico, pensou: "nossa, tem alguma coisa errada de verdade acontecendo". Mas em nenhum momento passou pela sua cabeça que fosse uma doença autoimune.

Naquele momento, não conseguiu estabelecer uma relação com a doença, até por desconhecimento, mas ela conta que, quando era criança, por volta dos 5 anos, uma de suas professoras tinha alopecia areata. "Ela estava sempre de lenço e eu me lembro de perguntar para a minha mãe o que ela tinha. Isso há vinte e cinco anos, então ninguém sabia o que era, só sabia que ela não tinha cabelo. Se hoje, 2014, ninguém sabe, se as pessoas chegam para mim e falam 'Ah, você tá com câncer?' ou 'Força no seu tratamento', imagine vinte e cinco anos atrás?", diz.

Com a situação piorando, decidiu trocar de dermatologista. "Fui a outra médica, supercompetente, que me explicou que eu tinha alopecia areata, que é uma doença do sistema imunológico, pá, pá, pá, me explicou tudo. Foi aí que comecei a tratar realmente."

Com o diagnóstico correto em mãos, Camila foi correndo pesquisar mais na internet. "Liguei o computador e digitei 'alopecia areata'. Aí sim eu levei um susto, né? Comecei a ver imagens de pessoas totalmente carecas, comecei a ler depoimentos de pessoas que diziam coisas como 'eu era feliz e agora minha vida acabou', pessoas deprimidas mesmo... magoadas. Foi péssimo. Eu lembro que fiquei muito assustada, mas mesmo assim continuei pensando positivamente, porque eu tinha tanto, mas tanto cabelo que não era possível que eu fosse ficar careca."

Perder totalmente os cabelos era realmente algo muito distante e seu primeiro tratamento conseguiu dar conta do recado. "Eu usava minoxidil, loção de corticoide e tomava um suplemento vitamínico. O cabelo cresceu 5 cm, já dava até para escovar. Depois comecei a tomar corticoide via oral e a queda parou 100%. Não caía nem a quantidade normal de cabelo, que geralmente fica na escova. No banho não saía nem um fio."

Depois de tomar corticoide por seis meses, começou o chamado "desmame", já que o uso dessa medicação não pode ser interrompido abruptamente. Quando começou a diminuir a dosagem do remédio os fios voltaram a cair e, então, passou por um período muito estressante. Ela conta que recebeu uma proposta de emprego muito vantajosa, para ganhar 30% a mais e liderar uma equipe, e decidiu aceitar. Mas a troca não foi realmente satisfatória. "Mudei de um emprego que eu amava para um que, quando chegava no estacionamento, chorava porque não queria entrar. Era desesperador, eu não me adaptei... O salário era bom, o cargo era o que eu queria, então na época fez muita diferença, mas eu não gostava."

Com a mudança de emprego e o desmame do corticoide, os cabelos começaram a despencar. Camila voltou à médica, que aumentou novamente a dosagem do remédio, mas já não adiantava, o cabelo não respondia mais. Para ela, essa foi a pior fase, entre maio e agosto de 2011. "Foi a fase mais desesperadora, não tem outra palavra. Desespero... Desespero. Pensava 'Meu Deus, não vai parar... Não vai parar!'. Eu ia no chuveiro, lavava e quando ia pentear, era tanto fio que tinha caído, que o pente não descia. Parecia uma bola de feno, de tanto que saía."

Nesse meio-tempo, Camila continuava no emprego novo e, embora realmente ganhasse um salário maior e estivesse em um cargo melhor, ela não se identificava com o lugar, o que estava agravando a situação da queda do cabelo, processo todo acompanhado pelos pais e um dos irmãos, que ainda morava com eles. "Minha mãe sofreu muito, mais do que eu. Era visível. Mais do que eu! Se ela pudesse tirar o cabelo da cabeça dela e passar para a minha eu não tenho dúvidas de que ela faria isso."

Um dia, quando estava escovando o cabelo, sua mãe entrou no quarto e pediu pra ver o tamanho da falha. Sua fala foi categórica: "Você vai pedir demissão amanhã". Camila tentou desconversar, acalmar a mãe, mas ela insistiu: "Camila, você vai pedir demissão amanhã, eu não estou de brincadeira!". No dia seguinte ela se demitiu, o que considera a melhor decisão que poderia ter tomado. Ela explica que sair do emprego foi importante não porque ela estivesse com vergonha de ir ao escritório, mas porque, para ela, o cabelo estava caindo em virtude do estresse causado pela dificuldade em se adaptar ao lugar.

Com as falhas, cresceu também o desespero. Sem uma direção, ela começou a marcar consultas com diferentes médicos, a torto e a direito. "Eu ia marcando. Às vezes eu não ia com a cara de um e ia embora, outros eu ia com a cara, mas não acertavam no remédio". Até que lhe indicaram um tricologista, alguém especialista no cuidado de cabelos. "Fui e ele era totalmente contra corticoide. Falou que eu estava com uma capa de gordura no couro cabeludo, além da alopecia. Disse para passar com uma psiquiatra, me deu um calmante fraquinho, me deu xampus e condicionadores específicos que só vendia no consultório dele e me sugeriu sessões de terapia capilar. Quando eu saí, deixei minha calça, blusa e calcinha, lá, sabe? Gastei uma grana, coisa de quatro mil reais! Mas no desespero gigante em que eu me encontrava, ouvir um cara que é especialista, você fala: 'Meu, vou fazer, porque o cara manja muito'. Não preciso nem falar o que aconteceu, né?"

Ela deu início aos tratamentos no final de agosto de 2011. No começo de outubro já não tinha mais nenhum fio de cabelo para contar a história. "Ele cortou meu corticoide, ia sobrar o quê? Perdi sobrancelhas, perdi cílios, perdi tudo! Eu lembro que na época eu estava fazendo depilação a laser e a menina comentou: 'Nossa, em você a depilação pegou tão rápido!' Eram dez sessões e na quarta já não tinha pelo nenhum", lembra dando risada.

Embora tenha gostado de ficar sem pelos no corpo, aquele foi um dos períodos mais difíceis para Camila, pois pior do que a perda dos cabelos foi perder cílios e sobrancelhas. "Eu sofri muito mais do que com o cabelo, porque mudou a minha fisionomia. Eu não me reconhecia... Não me reconhecia... Não é que eu tinha raiva do que tinha acontecido comigo, não é que eu não tinha aceitado a doença, mas aceitar a nova imagem, aceitar que você está nessa condição e tocar a vida é uma coisa. Agora, você se olhar no espelho e falar 'Essa é a Camila', é outra bem diferente."

Antes de perder todo o cabelo, buscando esconder as falhas, Camila comprou uma peruca, no fim de setembro de 2011. "Era o ó! Odiei", conta. Ela estava tão insatisfeita com a peruca que só pensava: "Caramba, todo mundo fala que a Beyoncé usa peruca, e a Rihanna e a Tyra Banks, e todas essas gringas maravilhosas. Eu quero uma peruca assim, não importa quanto custa! Eu quero uma peruca assim!".

Foi então que, pesquisando na internet, descobriu a *Full Lace*, um tipo de prótese capilar que pode, ou não, ser colada na cabeça e permite maior liberdade, como nadar, tomar banho ou praticar atividades sem a preocupação de sair do lugar. No Brasil elas custavam em torno de quatro mil reais, mas comprando fora do país ficavam mais em conta. Decidiu comprar uma pela internet e enviar para a casa da sogra, que vive nos EUA, para buscar quando fosse visitá-la, em novembro de 2011. "Comprei uma e mandei entregar na casa dela. Aí quando cheguei, cumprimentei todo mundo e tal, e ela me disse: 'Ah, chegou seu pacote'. Nesse momento, juro, eu parei tudo o que eu estava fazendo! Na hora que eu abri eu chorava de alívio. De alívio! Pensei: 'Agora, sim, eu consigo enfrentar essa doença numa boa'. A *Full Lace* foi um marco na minha vida. Para mim significava voltar a viver. Era essa a sensação", relembra emocionada.

A peruca ajudou muito no processo de aumento da autoestima e, com o tempo, seu uso foi se tornando algo muito natural. "Para mim, a peruca é tipo uma roupa. Para sair de casa você não sai sem blusa, não é? Então, eu punha a peruca e era a mesma coisa. Chegava em casa e ela saía antes mesmo que o sapato!"

Nunca saiu sem peruca ou um lenço cobrindo a cabeça, mas dentro de casa sempre teve essa liberdade. "Com as pessoas que eu amo e que me amam, sim." Uma dessas pessoas, talvez a mais importante, é seu marido, Gilson, que acompanhou todo o processo, dando apoio e carinho. "O primeiro dia em que eu mostrei para ele foi bem esquisito, foi constrangedor. Mas o Gilson é um companheirão, sempre foi. E até hoje é um parceiro de verdade. Eu sou muito feliz em poder dizer isso do meu marido, porque ele realmente me apoiou, em nenhum momento eu vi do Gilson qualquer tipo de olhar que não fosse o que ele tinha comigo antes de o meu cabelo cair."

Com a vida pessoal entrando nos eixos novamente, Camila deu início a uma nova etapa profissional, e começou, também, a vender *Full Lace*. Ela percebeu a demanda pelas próteses entre as leitoras do blog Detalhe de Mulher, trabalho que hoje se tornou sua ocupação principal. Tudo começou com um canal no YouTube, em 2011, com a proposta de mostrar a vida com a

Era uma vez um cabelo

alopecia areata de uma maneira diferente da que já era feita na rede. "Quando eu fui diagnosticada eu assisti a alguns vídeos que eram essa questão do drama 'a vida era boa, agora não é mais', 'eu era feliz, agora não sou mais'. E eu queria fazer alguma coisa para mudar isso, porque eu descobri o quanto as pessoas desconheciam a doença, o quanto quem passava por isso se sentia sozinho e eu queria fazer com que as pessoas pudessem ter um lugar do qual elas se sentissem parte."

Todos os dias ela recebe mais de cem e-mails e mensagens de pessoas desesperadas perguntando sobre tratamentos, pedindo dicas ou mesmo contando suas histórias. Coisas como: "Meu dia estava horrível e eu vi um vídeo seu" ou "Estava me sentindo um lixo, minha imagem tá horrível, chorei, chorei, chorei, fui no computador e Deus me mostrou você". Para Camila, "receber isso é sensacional, vale todo o esforço de dedicação e tempo... E eu nem tenho os melhores recursos para fazer".

O blog, embora ainda não dê retorno financeiro direto, já possibilitou alguns ganhos, como, por exemplo, o recebimento gratuito de uma das vitaminas que toma, devido à divulgação feita nos posts. Seu médico atual também não cobra pelo tratamento, por conta do número de pacientes que já indicou para ele. "Todas as vezes que eu vou lá, a gente faz uma roda e fica conversando, porque é tudo paciente que eu indiquei. Todas as vezes que eu vou tem pelo menos quatro pessoas que me conhecem", diz.

Com o Detalhe de Mulher, Camila pretende contribuir para tornar a doença conhecida. "Eu realmente estou cansada de explicar o que eu tenho. O que eu quero é que as pessoas saibam que existe uma doença que não é câncer, que não é tratamento da quimioterapia, que faz o cabelo cair." Ela acredita que dessa forma o preconceito como um todo, inclusive no mercado de trabalho, vai diminuir. "Honestamente, se eu for fazer uma entrevista no meu estado natural ninguém vai me contratar, é simples assim. Uma coisa seria se eu já estivesse lá na empresa e meu cabelo começasse a cair e tal. Aí eles me manteriam. Agora eu, como relações públicas, sendo porta-voz da empresa em muitas situações... Quem contrata uma careca? Não contrata!", explica um tanto chateada com a situação.

Seu principal receio é que ela fique estigmatizada como "a Camila que perdeu o cabelo", e não "a Camila relações públicas, que estudou, se preparou". E que com o estigma venha a ideia de que ela é uma coitada. "É daí o problema, eu não sou coitada." Ela conta que teve, sim, uma fase em que se sentia assim, mas já superou. "É

ÉRA UMA VEZ UM CABELO

óbvio que isso rolou. Quando você começa a perder o cabelo o 'por que eu?' é a primeira pergunta que vem. Mas logo depois eu comecei a pensar 'porque eu estou passando por isso?' Hoje eu posso dizer que a alopecia me proporcionou maturidade, na forma de olhar o mundo e as pessoas."

Ela busca pensar positivo sempre, e tem muita fé na volta dos seus cabelos. "Eu não sou careca, eu estou careca. É um estado, uma fase. Quando ela vai acabar? Não sei, pode ser que eu morra antes de ela acabar, mas eu prefiro pensar assim." Essa busca pela cura a motiva a continuar com os tratamentos, tanto para os cabelos, quanto para os cílios e sobrancelhas. Já usou **bimatoprosta** para os cílios, com bons resultados, e desde o ano passado utiliza nas sobrancelhas as mesmas loções para o couro cabeludo, e conseguiu recuperação total dos pelos da área.

BIMATOPROSTA

Substância utilizada, inicialmente, no tratamento do glaucoma, doença que causa o aumento da pressão intraocular. Um de seus efeitos é, também, o crescimento dos cílios, quando usado de forma tópica e não como colírio.

Fonte: Khidir GK et al., 2013.

Como conseguiu recuperar todos os fios de cabelo com o mesmo tratamento, considera questão de tempo a volta deles, mas acha essa imprevisibilidade muito desafiadora "porque, vamos convir, se para repilar e o fio permanecer você precisa estar num estágio de zero preocupação... Meu, você morre, né? Então, vai viver em outro plano, porque na terra não tem como".

A própria doença já é fonte de estresse e incômodos. Essa é, inclusive, a principal razão para usar peruca: não ser incomodada. "Eu realmente não tenho paciência para o olhar das pessoas... Elas se compadecem, mas não sabem o que fazer, aí é a hora que incomoda. Então, se passa despercebido é legal." Apesar de gostar das perucas e reconhecer a importância delas em seu processo de aceitação da doença, ela não se sente escrava e acredita ser uma questão de maturidade essa liberdade para decidir como deseja se apresentar ao mundo. "Se eu quiser usar peruca eu vou usar, se eu quiser sair de lenço, eu vou. O que eu acho legal é se permitir ser você mesma... Eu não posso deixar de viver em função de uma situação que caiu no meu colo. Eu não posso deixar de trabalhar, deixar de ir para a escola, deixar de viajar, deixar de ter filhos."

Essa liberdade de escolha também está ligada aos tratamentos. "Eu parto do pressuposto de que cada um

ERA UMA VEZ UM CABELO

faz do seu corpo o que quiser", mas acrescenta que tratar AA exige persistência, "o que é muito difícil hoje em dia, porque a sociedade demanda coisas instantâneas, a gente já é de uma geração instantânea. Então ninguém tem paciência de tratar."

Para ela, os tratamentos são um investimento, para que os resultados apareçam um dia. O objetivo de recuperar todos os fios de cabelo e mantê-los é o que faz valer todo esse esforço. "Hoje o que eu faço é para colher lá na frente. Ontem eu fui fazer infiltração... É um saco. Eu me mobilizo daqui até São Paulo, pego um baita trânsito, sofro igual uma louca naquela maca, porque é muita dor, e as pessoas devem pensar: 'Meu, para quê isso? Assume você e tal', mas eu penso que vou colher frutos positivos lá na frente, entendeu? Acho que acima de tudo o que a gente tem que ter é essa vontade, esse desejo."

***

A vontade de ter os cabelos de volta é realidade para, provavelmente, todos aqueles que perdem os fios, mas, infelizmente, os médicos são taxativos ao dizer que ainda não existe tratamento para alopecia areata que garanta a reversão completa do caso, sem possibilidades de recidiva. O que não quer dizer que não existam tratamentos eficazes, mas a incerteza da evolução do quadro é uma constante, que precisa ser compreendida pelos pacientes.

"Você não tem certeza de nada, tanto pode voltar sem tratamento quanto você pode passar a vida inteira tratando e não voltar. Isso deixa a gente um pouco angustiado, né?", considera Glauco de Souza, portador de alopecia areata desde os 20 anos de idade. A falta de certezas, porém, nunca desmotivou o professor de história, de 36 anos, quanto aos tratamentos, realizados desde o primeiro episódio da doença, no final da década de 1990. "Foi na época em que eu comecei a trabalhar no Banco do Brasil, onde fiquei por oito anos", conta.

"Durante meu trabalho no banco, aconteceu o pior momento da alopecia, quando caiu praticamente todo o meu cabelo, barba e tudo mais. A pressão, a cobrança no meu trabalho eram muito grandes, e eu sou um cara meio perfeccionista, então tudo aquilo que eles me pediam eu ficava correndo atrás. Aí aquele estresse, aquela ansiedade me prejudicaram bastante." A ansiedade e o estresse contínuos, motivaram a mudança de profissão e um passo importante na busca por mais tranquilidade e qualidade de vida.

Glauco sempre quis ser professor, mas seu caminho até a profissão foi um tanto tortuoso. Ao terminar

ERA UMA VEZ UM CABELO

o colegial começou um curso de Educação Física, pois sempre gostou de praticar esportes, mas desistiu. Depois, quando começou a trabalhar no banco, entrou no curso de Economia, visando seguir carreira no emprego, mas também desistiu, no primeiro ano. Foi quando decidiu seguir sua vocação para a área de Ciências Humanas, sendo que História era o curso que mais lhe interessava. Fez cursinho pré-vestibular e entrou na USP, passando a conciliar faculdade e trabalho. "Só que eu estava indo muito mal na faculdade, eu percebi que ia acabar desistindo, que eu não ia conseguir conciliar as duas coisas, porque o trabalho exigia demais e eu faltava muito na faculdade por conta disso." Chegou um ponto em que teve que optar: ou trabalhava ou fazia faculdade.

"Apesar de muita gente pensar que era um grande emprego, eu não pensava assim, não gostava", conta. Saiu do banco para se dedicar apenas aos estudos e se tornou professor de História, profissão que exerce até hoje, em escolas da rede pública estadual.

***

As primeiras falhas apareceram na barba. Eram apenas duas ou três pequenas áreas que, depois de um tempo, aumentaram de tamanho e começaram a aparecer em outras partes do corpo. Quando atingiram as sobrancelhas o alerta vermelho soou: era hora de começar os tratamentos.

Desde a primeira consulta, o diagnóstico foi feito corretamente: era alopecia areata. "Eu nem sabia que existia essa doença. No começo não dei muita importância, mas a partir de determinado momento começou a mexer demais comigo, eu sentia muita tristeza... Mas eu acho que o principal sentimento que posso descrever para vocês é a angústia, um aperto no peito por estar acontecendo aquilo comigo."

Seus pais compreenderam a importância do que estava acontecendo e souberam lidar com a situação, inclusive acompanhando o filho nas primeiras consultas. Já outros familiares... "Eu tive um primo que uma vez perguntou se 'aquilo pegava'. E eu tive que explicar que não... Isso não pega."

As pessoas com quem convive e tem mais amizade entendem o problema e não ligam, mas ele diz perceber um preconceito na sociedade, principalmente vindo de desconhecidos. "Já riram de mim em determinado momento... Um menino, criança, a gente até desconsidera, né, mas o menino ficou olhando para mim e dando risada e eu fiquei me sentindo muito mal com aquilo porque mexe demais comigo", conta.

"Um sentimento que às vezes percebo e que me incomoda bastante é de pena. Parece que as pessoas sentem pena da gente que tem alopecia e eu não gosto nem um pouco desse tipo de coisa. No trabalho as pessoas tinham curiosidade de saber o que era e esse sentimento de pena era mais ou menos frequente", desabafa. As pessoas que geralmente perguntavam o que ele tinha acabavam gerando um incômodo e tocando num assunto difícil para Glauco. "Eu não gosto muito de falar a respeito da alopecia. Nos últimos tempos, desde que eu não precisei mais raspar o cabelo, as pessoas nem percebem que eu tenho... Está mais ou menos como eu era antes. Mas na época em que eu tinha que raspar o cabelo, eu não gostava e ainda não gosto de falar sobre isso. Se as pessoas me perguntarem eu falo o que é, mas é uma coisa que me incomoda muito."

Glauco conta que a alopecia mexe muito com sua vaidade, sua autoestima. "Eu não sou uma pessoa que tem facilidade de lidar com a alopecia. Conheço outros pacientes que vivem uma vida normal, não dão a mesma importância que eu dou... Eu vejo as fotos de quando eu não tinha sobrancelhas, tinha que raspar o cabelo e fico meio deprimido com essa história."

***

"Fiz todos os tratamentos que você pode imaginar", conta. Já fez infiltrações com corticoide, usou loções tópicas de todo tipo. Uma vez lhe sugeriram que procurasse a medicina ortomolecular, que isso poderia ser interessante, ajudar. "Eu me consultei com uma médica, gastei uma fortuna e não adiantou nada. Fiz tratamento durante um bom tempo com ela, mas não deu certo. Tentei também a homeopatia. Uma professora que trabalhava comigo disse que teve umas manchas no corpo que ela não conseguia resolver de jeito nenhum, foi num médico homeopata e conseguiu se curar. Eu pensei em fazer a mesma coisa, me consultei, comecei a tomar os remédios de homeopatia, mas não teve efeito para mim."

De volta aos tratamentos convencionais, começou a utilizar uma substância chamada **DNCB**. Depois, começou com a difenciprona, que deu um resultado muito bom, a princípio, mas depois de um tempo deixou de fazer efeito. Foi aí que começou a tomar corticoide via oral e não parou mais.

DNCB (DINITROCLOROBENZENO)

É um remédio para imunoterapia tópica. Busca causar uma dermatite de contato no local da aplicação e, assim, produzir um infiltrado inflamatório que substitua o infiltrado de linfócitos específico da alopecia areata.

> O DNCB foi o primeiro sensibilizador usado no tratamento da AA.
>
> Fonte: Rivitti, 2005.

Hoje Glauco toma 30mg diários de deflazacorte, considerado um dos corticoides que causam menos efeitos colaterais. Essa é a dosagem mínima para que ele consiga manter o cabelo; abaixo disso as falhas reaparecem. "Quando eu comecei a tomar, ele voltou praticamente ao normal, cabelo, barba, sobrancelhas, quase tudo voltou ao normal, mas aí toda vez que a gente vai diminuindo começa a cair de novo."

Depois de seis anos de tratamento com corticoide, Glauco desenvolveu osteopenia. "É um estágio anterior à osteoporose, em termos de quantidade de massa óssea", explica a reumatologista Rosa Maria Rodrigues Pereira,[1] responsável e supervisora da Liga de Osteoporose da USP.

Na osteopenia, identificada pelo exame de densitometria óssea, embora o paciente tenha uma quantidade de osso maior que na osteoporose, ele não está livre dos riscos. "Um paciente que faz uso de glicocorticoide[2]

---

[1] PEREIRA, Rosa Maria R. Entrevista concedida a Andressa Pedras e Beatriz Santos. São Paulo, 25 ago. 2014.

[2] Segundo a reumatologista, os corticoides podem ser "mineralo" ou "glico", e o mais correto é chamar de glicocorticoide as medicações utilizadas no tratamento de doenças

pode fraturar até com uma massa óssea correspondente à osteopenia, antes da osteoporose", explica a médica.

O uso de glicocorticoides é uma das causas mais comuns de osteoporose, ficando atrás apenas da menopausa ou do envelhecimento. O medicamento age de diversas maneiras, causando um efeito deletério nos ossos. Segundo Rosa Maria R. Pereira, "ele pode provocar a diminuição da vitamina D e, consequentemente, da absorção do cálcio, e aumentar a excreção do cálcio ingerido. Ele também pode diminuir alguns hormônios femininos; mas a ação mais importante acontece diretamente nos osteoblastos, as células ósseas que formam os ossos. O glicocorticoide age nessas células fazendo com que produzam menor quantidade de osso. Além dessas ações, existem outras em termos de intestino, rins, produção de hormônios e músculos".

Além dos efeitos diretos nos ossos, o corticoide age também nos músculos, levando a uma miopatia,[3] o

---

imunológicas e inflamatórias, como a areata. Como os pacientes que entrevistamos utilizam apenas a denominação genérica "corticoide", optamos por utilizá-la no livro, quando não estiverem na fala da especialista, a fim de não causar estranhamento.

[3] Trata-se de uma fraqueza muscular progressiva, inicialmente na musculatura dos membros inferiores, que, posteriormente, envolve toda musculatura dos quatro membros, poupando os músculos faciais e esfincterianos. Uma das causas da miopatia pode ser o uso prolongado de corticoide, quadro que pode ser revertido após a interrupção do uso do medicamento (CARNEIRO, A. P.; CARVALHO, N.; DIAS, R. J. S. Miopatia por corticosteroide. *Revista Acta Fisiátrica*, v. 11, n. 1, 2004).

que aumenta as chances de sofrer uma fratura, pois existe uma relação direta entre músculo e osso.

A gravidade da osteoporose causada por glicocorticoide está na possibilidade de fraturar mesmo tendo um nível de massa óssea ainda não osteoporótico. Isso acontece porque o remédio age diminuindo a densidade e a qualidade do osso. Então, mesmo tendo uma quantidade grande de osso, o paciente pode sofrer fraturas. A médica explica: "É como se fosse uma cadeira, com um tripé. Se você perde no meio ela vai quebrar mais fácil. O corticoide altera a arquitetura dos ossos".

Tendo em vista todos esses efeitos graves, é recomendado que os pacientes que tomam corticoide tenham uma dieta rica em cálcio, tomem vitamina D e, dependendo do risco, tomem bisfosfonato, que é uma outra medicação, para melhorar a massa óssea, cujo uso deve ser acompanhado por um especialista, já que não é recomendado para mulheres em idade fértil ou crianças.

O recomendado atualmente é que antes de começar o tratamento seja realizado um exame de densitometria óssea, para saber como a pessoa está. "Se ela, antes de iniciar o glicocorticoide, já tiver um osso ruim, então o cuidado deverá ser muito maior", explica a médica.

Além da dieta, a prática de atividades físicas é essencial para minimizar os efeitos negativos do tratamento. "Os exercícios físicos para prevenir perda de massa óssea têm que ser feitos com carga. Mas esses exercícios também têm de ser orientados, porque se você utilizar uma carga muito alta e a tua coluna estiver frágil, ela pode fraturar. O ideal é fazer exercícios para aumentar a musculatura."

O uso de corticoides acarreta outros efeitos colaterais importantes, além da osteopenia e da osteoporose. A longo prazo, seu uso pode ocasionar hipertensão, diabetes, aumento de peso, aumento do colesterol ruim e diminuição do bom, levando a um quadro de síndrome metabólica.[4]

Cientes dos males causados pelo uso contínuo da medicação, muitos pacientes optam por interromper os tratamentos, a fim de evitar novos problemas de saúde, muitas vezes mais graves do que a alopecia areata, que não atinge nenhum órgão vital. Para Glauco, porém, os cabelos são parte muito importante de sua personalidade e a falta deles geraria uma insatisfação muito grande.

---

[4] A síndrome metabólica está associada à combinação de diferentes fatores, como a obesidade, alterações na glicose e no colesterol e hipertensão, que estão ligados, de forma definitiva, ao aumento da mortalidade cardiovascular. Segundo a OMS, um ponto de partida para o diagnóstico é a avaliação da resistência à insulina, o que dificulta a utilização da glicose (SOCIEDADE BRASILEIRA DE HIPERTENSÃO. I Diretriz Brasileira de diagnóstico e tratamento da síndrome metabólica. *Arquivos Brasileiros de Cardiologia*, v. 84, 2005).

Por isso, quando perguntado se já considerou parar de tomar corticoides por conta dos efeitos colaterais, sua resposta é clara e direta: "A minha vontade de conseguir curar a alopecia é maior do que isso. Desde que eu comecei a ter alopecia, há dezesseis anos, eu sempre estou fazendo tratamento, e os efeitos colaterais, mesmo sabendo da gravidade deles, não me impedem de continuar tentando tratar".

CAPÍTULO 3

Cabelo e comportamento

Embora o cabelo tenha essa função estética importante, que move as pessoas na busca por tratamentos e pela cura, Midian Liege Lira da Silva é uma das pacientes de areata que decidiu parar todos os tratamentos, mesmo que isso significasse ter que criar uma nova imagem de si mesma para enfrentar a vida. A operadora de máquinas perdeu todo o cabelo e os pelos do corpo há quinze anos, quando tinha 22.

"Foi uma fase muito difícil. Foi um choque emocional. Eu entrei em depressão. Achei que tinha amigos, mas depois me vi sozinha, sem cabelo e sem amigos. Por um lado foi muito importante, porque eu descobri que a verdadeira amizade está dentro de casa, que é a nossa família", conta a carioca radicada em São Paulo.

Foi uma fase muito difícil, mas a mãe, o padrasto e as duas irmãs estavam ali sempre dando apoio. "Eu tive que ser forte porque eu vi que a minha família estava caindo comigo... Se eu fosse para o buraco ia todo mundo junto. Se eu chegava em casa chorando, pronto, já começava aquele desespero. Então eu tive que tentar lidar bem, por causa da minha família."

Ela demorou uns cinco anos até entender que o cabelo não voltaria tão cedo. "Quando começou a cair, eu pensava 'Ah, daqui um mês já tá de volta'. Mas aí foi passando um mês... Passando um ano... Dois... E nada de o cabelo voltar. E é uma doença que não tem divulgação, ninguém sabe de nada. Só depois de muito tempo que eu fui descobrir o grupo (AAGAP) e entender realmente o que era a alopecia", conta.

Como sempre ouviu dizer que a areata tinha fundo emocional e, muitas vezes, era causada por um trauma, estresse, ou mesmo uma tristeza muito profunda, Midian começou a procurar possíveis causas para seu problema, e se apegou ao fato de nunca ter conhecido o pai. "Eu fui abandonada pelo meu pai quando minha mãe estava grávida. Decidi ir atrás dele porque achava que talvez o conhecendo, meu cabelo voltasse. Porque eu achava que era aquela emoção que faltava."

Durante a vida inteira, Midian fantasiou como seria o pai e o relacionamento entre eles. Quando, com 25 anos, ela foi até o Rio de Janeiro conhecê-lo, a decepção foi muito grande. "Eu vi que meu herói não existia na vida real, só na minha cabeça; ele não era nada daquilo que eu pensava, mentiu a história toda para mim." Com o final inesperado, sua história com o pai acabou não sendo de grande ajuda para o problema da areata. "Chorei o que eu tinha que chorar e falei: 'Bola pra frente. A vida tem que continuar!'. Eu aprendi a viver sem cabelo. Tem dias que eu não gosto, mas tem dias que eu me olho no espelho e me acho linda. 'Ah, você é convencida!', algumas pessoas falam. 'Não, não sou. É que eu aprendi a me amar!'. A gente tem que se amar do jeito que é e do jeito que está. Foi por isso que eu parei de usar peruca, porque era como me fantasiar todo dia. Mostrar para as pessoas o que não sou. Tinha que colocar aquela peruca para quê?"

Uma vez ela ganhou uma *Full Lace*, sonho de muitas pacientes de areata, mas odiou. "As meninas falam que é coisa da minha cabeça, mas não é. Minha cabeça sua demais, onde eu trabalho é muito quente e eu ainda tinha que usar um protetor de cabelo, para não ficar diferente das outras. Então juntava redinha, cabelo, cola e fazia uma caca." Além do mais, ela percebeu que a manutenção de uma prótese é muito cara e não poderia ter a liberdade de lavar a cabeça todos os dias, como já era seu costume.

Aos poucos, Midian foi considerando todas essas questões e deixou a peruca de lado. Usou lenços durante muito tempo, tinha uma gaveta cheia deles, com diferentes estampas, cores e tamanhos, mas, um belo dia, decidiu doar todos. Agora está em uma fase de usar chapéus e touquinhas, principalmente no frio, já que depois da areata desenvolveu rinite e sinusite, resultado da soma entre a falta de pelos no nariz e a grande quantidade de pó no lugar onde trabalha – uma fábrica de linhas de costura.

O longo processo de aceitação foi muito influenciado pela terapia. Midian passou por várias psicólogas, nesses quinze anos. "A primeira foi muito boa, me ajudou muito. Eu tinha caído em uma depressão e não dormia, passava a noite pensando... Pensando em como seria encarar a sociedade sem cabelo. Porque lá na firma tem muitas mulheres, então virou comentário no banheiro, sempre tinha uma que jogava o cabelo na minha cara. Umas falavam que eu tinha câncer, outras falavam que eu estava com AIDS, e no começo nem eu sabia o que era, então vivia chorando, vivia deprimida, comecei a me afastar de todo mundo na firma... Mas nunca deixei de levantar para trabalhar."

Hoje ela faz acompanhamento com duas psicólogas, uma do instituto onde tratava da alopecia e outra do grupo de apoio aos pacientes, o AAGAP. Ela brinca: "Agora ou fico doida ou melhoro de vez!".

A terapia a ajudou muito, mas a aceitação começou realmente quando resolveu tirar algumas fotos para colocar numa rede social da internet e se sentiu bonita careca. Foi quando decidiu que era hora de fazer alguma coisa para si mesma. "Eu sempre tive vontade de fazer algum curso e a psicóloga falou: 'Olha, se você fizer vai ser muito bom, porque vai sair da rotina. Você precisa sair da rotina', aí eu fui fazer um curso de maquiagem e penteado."

Ela conta que sempre quis fazer esses cursos, mas tinha receio do modo como as pessoas iriam tratá-la por não ter cabelo, especialmente no curso de penteados. Sua reação, porém, foi muito mais significativa do que a dos outros. "Vou falar para vocês... Foi muito difícil. Quando eu peguei na escova para fazer penteado a primeira vez, bateu aquele sentimento de saudade, me deu aquela crise de choro... A vontade era sair correndo da escola e não voltar nunca mais! E todo mundo percebeu, até o professor percebeu." Ela saiu, chorando, e ligou para a irmã. "Olha, se você não está se sentindo bem, vem embora!", pediu a irmã. "Não... Eu acho que tenho que enfrentar...", respondeu um tanto insegura.

Depois de pensar muito decidiu que não era isso que ia estragar seu curso. Desligou o telefone, secou as lágrimas e voltou para a aula. "Aí eu voltei e terminei o curso. Consegui ganhar meu diploma", conta orgulhosa.

Ter aprendido a se maquiar fez muito bem para sua autoestima. "Acabou que eu me identifiquei com a maquiagem. A gente que tem alopecia, às vezes maquiada fica melhor. Porque as pessoas não vão olhar e pensar, 'Nossa, coitada, ela é careca'... As pessoas olham para mim e pensam, 'Poxa meu, ela está careca, mas está tão bem maquiada!'. Às vezes não chama atenção a careca, mas chama a maquiagem", explica.

Ela já está tão acostumada com a situação que às vezes até esquece que não tem cabelo. "Às vezes eu entro no metrô e vejo as pessoas me olhando, me encarando... Eu penso 'Meu Deus, o que será? Ah, deve ser porque eu estou muito linda!'", conta entre gargalhadas. "Dia desses, também, eu fui num velório e quando eu cheguei foi aquela coisa. Todo mundo parou para me olhar. Só aí que me toquei que estava careca!".

Midian acha que um dos motivos da alopecia ser pouco conhecida e aceita é que muita gente que tem a doença tem medo de se mostrar e ter que ficar dando explicações. "Tem gente que pergunta se eu faço químio, se eu raspei pro santo e várias outras perguntas. E você tem sempre que estar pronta para responder, porque às vezes o preconceito é porque a pessoa não sabe o que é."

Muitas vezes a maneira como ela explica, sem dificuldades ou vergonha, ajuda até a fazer novas amizades. "O que me incomoda é quando as pessoas falam 'Nossa, você é uma guerreira'. Eu acho que essa frase é muito forte. Na terapia a gente conversa sobre isso. Eu acho que o guerreiro é quem não chora, quem está ali firme, então não serve para mim, porque eu choro de montão até hoje."

Ela costuma dizer que não é porque decidiu não usar peruca nem parar de viver que ela não sente tristeza. "Às vezes bate uma saudade. É como se o cabelo fosse alguém que eu conheci e que não vai voltar", conta.

E essa ida do cabelo foi rápida: em cinco meses Midian já estava usando peruca. A velocidade não foi a mesma dos médicos, que demoraram a acertar o diagnóstico, chegando a pedir uma biópsia e exames para alergia. Depois disso, o convênio a encaminhou para o Hospital das Clínicas, onde se tratou durante cinco anos, sendo que a cada mês ela era atendida por uma equipe diferente.

O primeiro tratamento foi com as infiltrações de corticoide, na cabeça toda. "Parecia que eu tinha enfiado a cabeça dentro de uma caixa de marimbondo. E no dia seguinte eu não aguentava escutar nenhum barulho... Era uma dor de cabeça terrível. Onde aplicava a injeção nascia o cabelo, mas era só passar um nervoso que caía. Alopecia é assim... O cabelo vem, cai, vem, cai."

O tratamento mais recente era composto por antralina e vitaminas e, no começo de 2014, começou a apresentar resultados. Nasceram sobrancelhas, cílios e uma boa quantidade de fios de cabelo. "Mesmo que não queira, você cria expectativas. Não adianta. Quando o cabelo começou a cair de novo eu fiquei muito mal."

Depois da última recidiva decidiu parar todos os tratamentos. "A gente nem sabe os efeitos colaterais que os remédios estão causando. Eu vivo sem cabelo, mas vivo sem um rim? Sem o fígado? Foi por isso que decidi parar. Eu caí em mim. Depois que a gente fica careca aprende muita coisa... Eu aprendi a ser eu mesma, a me olhar por dentro e não por fora. A não viver muito de aparências."

Ela acha que mudou muito nesse tempo, principalmente depois dos cursos. "O curso me fez muito bem, eu agora quero ajudar as pessoas que estão no começo da alopecia, porque às vezes o preconceito não é dos outros, às vezes o preconceito é nosso mesmo."

Quanto aos outros aspectos da areata, como a perda dos cílios e sobrancelhas, ela tentou resolver o problema com maquiagem definitiva. "Eu achei uma marmoteira, né? Ela fez um traço na sobrancelha e cílios.

Quando eu fui na escola, tive que tirar o excesso e aí ficou azul. O curso me ajudou muito nisso porque eu aprendi a me maquiar, então consigo corrigir."

E assim, utilizando os conhecimentos adquiridos nos cursos, nas terapias e ao longo dos quinze anos sem cabelos, Midian vive, trabalha, se diverte e faz planos. Agora decidiu que vai começar a fazer aulas de dança do ventre. "Quero ser a primeira dançarina do ventre careca! Vou colocar foto no Facebook!", conta animada, gargalhando. "Não aguento mais ficar parada, vou voltar a fazer caminhadas e quero entrar na dança, que eu gosto e acho que vai ser ótimo!"

***

"O cabelo é uma das ferramentas corporais mais expressivas: ele 'fala' antes que tenhamos a chance de nos expressarmos verbalmente", explica a antropóloga Adriana Quintão em sua dissertação de mestrado, intitulada *O que ela tem na cabeça? Um estudo sobre o cabelo como performance identitária.* Segundo ela, a maneira como uma pessoa opta por usar o cabelo é a linguagem escolhida para expressar seus pensamentos.

Portanto, "assumir que não tem cabelo é dizer 'presta atenção na minha causa, eu quero que você entenda o que eu tenho, eu quero que todo mundo saiba o que eu tenho". É um discurso político", explica Quintão.[1] Ela acrescenta que todas as pessoas fazem discursos assim, sejam elas negras, brancas, com cabelos ou sem. Muitas vezes a atitude é inconsciente, o que não a invalida.

Para a antropóloga, além do discurso individual, "a forma como lidamos com a nossa aparência, nosso corpo, com as roupas que optamos por vestir etc., diz muito do meio onde estamos inseridos". Isso acontece porque as pessoas se constroem a partir da interação com os outros e existe uma busca para que dessa interação floresçam o respeito e a admiração.

A partir desse interesse por pertencer a determinado grupo, as pessoas escolhem como vão se apresentar publicamente. "O cabelo, a forma como a pessoa anda, fala, sua postura... Tudo isso é a apresentação do seu corpo, o que na Antropologia pode ser chamado de *performance*. É a sua *performance* social."

Quintão usa como exemplo as mulheres engajadas em movimentos pelos direitos dos negros. Buscando o respeito dentro do grupo, boa parte delas opta por deixar os cabelos naturais, abolindo os alisamentos. Se

---

[1] QUINTÃO, Adriana. Entrevista concedida a Andressa Pedras e Beatriz Santos. São Paulo, 5 out. 2014.

elas, por outro lado, pertencessem a outro grupo, que valorizasse características caucasianas, elas seriam mais bem-aceitas se alisassem as madeixas.

A forma como as pessoas se vestem é, também, uma *performance*, pois as roupas e acessórios são escolhidos de acordo com o que se deseja mostrar aos outros. "A partir do momento em que se opta por esconder uma parte do seu corpo e colocar outras em evidência, já se está dizendo o que deseja que chame a atenção", explica.

Cobrir ou não a cabeça sem cabelos é, portanto, uma escolha que leva em conta uma grande quantidade de referências e influências que cada pessoa carrega. Então, optar por andar com a careca à mostra, ou então, pelo uso de perucas, lenços ou chapéus, é também uma forma de buscar a aceitação do outro e o pertencimento a determinado grupo e local. O que significa que não existe certo ou errado quando se trata da forma como um paciente de areata escolhe para lidar com a situação. O que existe é a busca individual de cada um, que deve ser respeitada.

A questão da aceitação do ser humano passa muito pela pressão social que os outros exercem. Quintão considera que "se fosse natural todo mundo saindo na rua assumindo suas carecas [...] isso não seria uma questão. Uma mulher sem cabelo chamaria tanto a atenção quanto uma mulher com cabelo. Será que toda mulher sentiria a necessidade de se cobrir, se a careca dela fosse aceita? Se fosse percebida como uma coisa tão atraente e sexy quanto o cabelo?", questiona.

Para ela, isso acontece porque o ser humano precisa se sentir parte de um todo. "Nós temos uma necessidade de aceitação, de envolvimento, de nos sentirmos parte de alguma coisa. É também por isso que o ser humano participa de clubes, participa de diferentes religiões. Ele quer se sentir parte de um todo. Então se esse todo não me aceita do jeito que eu sou, eu vou me modificar, para que ele me aceite."

***

Essa necessidade de pertencer a determinado grupo causa sofrimento quando não atingida e impede que as pessoas se aceitem e se respeitem como são. Comunidades pequenas, como clubes ou grupos religiosos, especialmente em cidades menores, exigem de seus integrantes determinada aparência e postura, discriminando quem não se enquadra nas características buscadas. Foi o caso de Maria de Lourdes Inácio, que sempre morou no interior de São Paulo e, por muito tempo, foi a única mulher sem cabelo da cidade de Ipuã, o que fazia com que se sentisse excluída e deslocada.

Maria de Lourdes sempre teve o cabelo comprido e entrou em desespero quando, aos 35 anos, descobriu algumas falhas no couro cabeludo. Seu primeiro diagnóstico foi o de fraqueza na raiz e usando alguns remédios, um óleo e um xampu, cujos nomes ela não recorda mais e que foram receitados pelo médico, a queda parou. Dois anos depois, o cabelo voltou a cair e crescer mais três vezes, até ela ficar totalmente careca. Sem cabelo, cílios e sobrancelhas, Maria descobriu que tinha alopecia areata. "Fiz tratamento com a dermatologista. Ela falou para mim 'O teu caso é raro, não tem jeito, não tem solução, nós não temos ainda um remédio para esse problema e você vai ter que conviver com isso, porque não nasce mais'."

Ela ainda tentou as aplicações de corticoide, mas também não obteve resultado. "Menina do céu, dava umas cinquenta picadas de remédio na cabeça. Quarenta reais cada infiltração. Aí eu falei para ela: 'Escuta aqui doutora, tem solução? Tem algum resultado?'. Ela disse que não garantia nada. E eu não tinha condições de ficar pagando! E outra coisa, se não tem garantia que vai voltar, eu não vou ficar picando minha cabeça. Daí eu não voltei mais lá, foi o último tratamento que eu fiz."

Quando o cabelo começou a cair, ela havia operado, tirado um **fibroma** do útero e passava por dificuldades.

Entrou em pânico a ponto de não lavar nem escovar o cabelo por semanas, para tentar evitar a queda e os tufos de cabelo que recolhia do ralo do banheiro. Mas a depressão veio quando a filha mais nova, Luciana, casou e saiu de casa, dez anos depois. Por ser muito apegada à caçula, sentia falta da filha, de sua companhia, fora o fato de que estava sem cabelo. Mas, depois de um tempo, conseguiu melhorar.

> ## FIBROMA
> O fibroma ou mioma, como também é conhecido, é um tumor benigno, composto por tecido muscular fibroso, que se forma na parede uterina.
> Fonte: Sedicias, 2013.

***

Maria sempre viveu e trabalhou no sítio e na fazenda, tanto nas plantações e colheitas ou como cozinheira. Também já trabalhou como doméstica e hoje, aos 67 anos, é aposentada. "Trabalhei muito mesmo. Depois eu falei, 'Ah quer saber? Eu já não tô mais para trabalhar, não'. Aí eu parei, agora eu só fico em casa. Aposentei né?" Casada há cinquenta e um anos, tem quatro filhas, onze netos e quatro bisnetos.

O marido Nivaldo, oito anos mais velho, também é aposentado e a apoia. No começo, acompanhava a esposa nas consultas, sempre conversando bastante sobre o problema. Agora ele a incentiva a sair de casa, algo que ela encontra dificuldades para fazer, a não ser que seja para resolver algum problema, buscar a aposentadoria ou fazer as compras da casa. Por morar um pouco afastada, em um local sem ônibus, Maria precisa percorrer uma grande distância a pé. "A gente vai buscar o dinheiro, depois vai ao mercado... Ele sabe só assinar mais ou menos o nome, então tudo sou eu que tenho que fazer. Estudei até o segundo ano e ele não estudou muito, mal assina o nome. Morou a vida inteira na fazenda."

As crianças também se acostumaram com a aparência da avó, apesar de serem raros os momentos que não usa a peruca, mesmo em casa. "Eu tenho uma netinha de oito anos que, quando ela era pequena, eu tirava a peruca e ela falava: 'Vó, põe seu boné, você esqueceu seu boné!'."

***

O que impede Maria de sair mais, mesmo com a peruca, é o incômodo pelos olhares e comentários das pessoas de onde vive, na cidade de Ipuã, localizada ao norte de Ribeirão Preto, com 14 mil habitantes; uma cidade pequena do interior. "Eu usava lenço, aí depois as meninas começaram a falar: 'Mãe, se a senhora não se sente bem com lenço, experimenta usar uma peruca, quem sabe a senhora fica melhor com a peruca, né?'. Aí eu usei a peruca, mas parece que assim que você sai, todo mundo fica te olhando, percebe que você não tem o cabelo." Apesar disso, Maria sai em excursão para outros locais, como Aparecida do Norte e para as cidades históricas de Minas Gerais, onde se sente mais à vontade, sem que as pessoas prestem atenção nela.

No entanto, Maria alega que o verdadeiro motivo de evitar sair pela cidade é por ser muito caseira. Diz que gosta mesmo é de ficar assistindo a novelas, filmes e cuidando da casa onde mora com o marido, a filha Luciana, que também tem alopecia areata, e a neta. "Eu sou caseira mesmo. Eu fico dias sem ir à casa das minhas filhas e elas reclamam, perguntam o que tá acontecendo, querem saber por que eu não fui."

***

Ao contrário da mãe, Maria de Lourdes, Luciana Inácio nunca teve problemas por ter perdido o cabelo. Recém-divorciada e com três filhas, diz que gosta de se divertir pela cidade e que nunca deixou de sair por causa dos olhares.

No inicio, ela não usava peruca. Ficou sete meses usando lencinhos e boinas, pois não gostava. Até que começou o tratamento com uma médica que a aconselhou a fazer isso. "Ela disse para começar a usar, que seria bom para minhas filhas e até mesmo para minha autoestima. Mas eu não me via usando uma coisa assim."

Ela então comprou uma de cabelo sintético para ver se acostumava e gostou. "Depois dessa eu já comprei três. Teve um tempo que eu usei curtinha, aí depois eu fui e comprei uma mais comprida, mas eu estou pretendendo trocar agora no final do ano, porque eu gosto de cabelão." Ela também a lava, faz chapinha, escova e pinta. O uso da peruca realmente melhorou sua autoestima. Luciana passou a se cuidar melhor, se alimentando de maneira mais saudável e praticando exercícios físicos, o que a levou a emagrecer vinte quilos.

***

O cabelo começou a cair quando a família foi para a praia, no apartamento de alguns parentes do ex-marido no final de ano, em 2002, quando tinha 25 anos. Algumas falhas apareceram no couro cabeludo e ela aplicou uma loção de uma conhecida que estava tendo problemas de queda de cabelo. Quando retornou, mandou fazer o remédio e continuou o uso, mas sem nenhum resultado. Depois de três meses, todo o cabelo tinha caído, assim como as sobrancelhas e os cílios. "Nunca me desesperei por causa disso. Os outros falam para mim 'Luciana, você não chorou na hora que você viu o tamanho do cabelo, o tanto de cabelo que você tinha... Você não olhava no espelho não?"

Ela atribui essa tranquilidade ao fato de a mãe ter o mesmo problema e ao destino. "O que é para ser para a gente, a gente tem que se conformar. Não adianta eu querer me desesperar por causa dessas coisas. Sou feliz por ser assim, graças a Deus as meninas aceitam."

Thaissa, sua filha de 15 anos, não se lembra de quando o cabelo da mãe começou a cair e se acostumou com a imagem dela de peruca. Porém já foi alvo de piadas na escola por causa da mãe. "Hoje eu não ligo, porque eu penso assim, se ela não dá bola, eu também não. E outra, ligar para quê? Discutir para quê?"

***

Assim como a mãe, Luciana fez as aplicações de corticoide e não obteve resultado. Também fez tratamento com homeopatia por cinco meses e então desistiu de vez. O cabelo nunca voltou, mas às vezes alguns fios crescem. "Nasce uma moitinha aqui, aqui e dali a pouco cai de novo. Eu já até pedi para Deus, se for para ele me dar e tirar, eu não quero. Eu prefiro assim. Porque aí eu acho que o baque vai ser mais forte. Você fica tanto nessa expectativa, de você ter seu cabelo de volta, aí nasce e cai tudo de novo, então não... Me deixa assim."

Separada há três meses, o casamento que durou vinte anos sempre foi motivo de estresse para Luciana. "Ele aceitava, mas quando bebia, começava a falar que eu era careca, que ninguém iria me querer por causa desse problema." Com o ex-marido falando isso, ela ficou com medo de não encontrar mais ninguém, mas conseguiu enfrentar isso. "Conheci um cara de Orlândia,[2] comecei a namorar e falei o que eu tinha. Ele falou: 'Imagina, você tem que olhar o seu rosto, você tem um rosto bonito'. Hoje em dia não namoro mais, mas é por outro motivo."

Ela trabalha na casa da sobrinha como empregada doméstica na parte da manhã e à tarde na casa de um senhor. Já havia cuidado do pai dele por dois anos, um trabalho exaustivo. "Era estressante, pois você fica o dia inteiro fechada dentro de uma casa com uma pessoa idosa, e você tem que fazer de tudo. Quando ele morreu, a família pediu que eu continuasse com o filho, que é sozinho."

***

---

[2] Cidade localizada a aproximadamente 47 quilômetros de Ipuã (SP).

ERA UMA VEZ UM CABELO

Assim como Maria de Lourdes, Luciana sempre recebeu o apoio da família. "Deve ser difícil para a minha mãe, né? Eu nunca perguntei o que ela sentia, nem para o meu pai, mas eu penso que deve ser."

Para ela, a mãe alega ser caseira, mas o problema é o incômodo com a reação das pessoas mesmo. "Minha mãe às vezes não gosta nem de sair. Tem um casamento, um aniversário, ela não vai. Ela fala que os outros ficam olhando. Eu não dou bola, mesmo que fiquem olhando, sabe? Eu disfarço, saio de perto, não ligo, nunca me incomodei com isso."

Quando questionada na rua sobre sua falta de cabelo ou sobre um possível câncer, não fica brava ou acha ruim. "Quando alguém vem me perguntar, eu explico o que aconteceu. Não ignoro, não fico abalada, não viro as costas."

Ela teme que um dia alguma das filhas possa ter alopecia areata e tem medo de como irão reagir. "Nossa, é o que eu mais peço a Deus, que elas não tenham. Tenho medo da reação delas, de que isso atrapalhe a sua vida, e que não consigam um marido e filhos". Sua filha Thaissa também tem medo e observa qualquer queda do cabelo. "Tem vez que o meu cabelo cai bastante, sabe?... E eu penso nisso. Aí minha mãe fala que é normal, porque a doutora disse que cair cem fios de cabelo por dia é normal. Eu sempre penso, sempre penso... Minha mãe já tem, minha vó já tem, se eu tiver eu não sei qual vai ser a minha reação. Eu acho que eu ia ficar mal, eu acho que eu não ia saber lidar."

A garota de 15 anos planeja uma surpresa para a mãe, quando completar a maioridade. "Estou deixando meu cabelo crescer e quando eu fizer 18 anos, vou cortar e mandar fazer uma peruca para a minha mãe, lá em Ribeirão Preto." Ela descobriu que se levasse os fios, a confecção da peruca saía muito mais barata. "Se der eu faço uma para a minha avó também!"

Para doar os cabelos, os fios devem ter pelo menos 15 cm de comprimento e estar limpos e secos. O corte é feito com o cabelo preso com elástico em um rabo-de--cavalo ou trança. Os fios devem ser cortados acima do elástico e armazenados em um saco plástico limpo.

Muitas instituições têm se dedicado a essa questão, promovendo campanhas de arrecadação de cabelos, porém praticamente todas elas visam atender pacientes em tratamento quimioterápico. Algumas delas são a Cabelegria,[3] Rapunzel Solidária[4] e Fundação Laço Rosa.[5] Muitos hospitais também possuem serviço de coleta

---

[3] O site da Cabelegria é: <www.cabelegria.com.br>.

[4] O projeto Rapunzel Solidária não tem um site oficial, mas pode ser contatado pela página do Facebook: <www.facebook.com/rapunzelsolidaria>.

[5] O site da Fundação Laço Rosa é: <www.fundacaolacorosa.com>.

de doações, basta entrar em contato. Ainda não existe no Brasil um banco de perucas ou uma campanha para arrecadação de cabelos para pacientes com alopecia areata, talvez pelo simples desconhecimento da doença.

Segundo o site do Instituto Oncoguia, existem três tipos básicos de confecção de perucas: as personalizadas, as feitas a mão e as feitas a máquina, sendo que todas podem ser de cabelo natural ou sintético. Veja no quadro a seguir:

INDUSTRIALIZADAS

São as mais baratas e comuns, feitas a máquina. As tramas de cabelo são costuradas em linha reta, cortadas e montadas em uma peruca. Pelo lado avesso é possível ver essas linhas. Algumas pessoas consideram essas perucas mais confortáveis, pois o tipo de confecção cria aberturas que permitem que o ar circule no couro cabeludo.

ARTESANAIS

Têm um aspecto mais natural do que a maioria das industrializadas, pois os fios são costurados individualmente. O cabelo destas perucas tem um movimento mais leve e natural, e permite o uso de acessórios, como presilhas.

PERSONALIZADAS

São as feitas sob medida. São mais caras e podem demorar meses para ficar prontas. No entanto, é possível definir todos os detalhes da peruca, deixando-a exatamente da maneira que se imagina.

Fonte: Instituto Oncoguia.

***

As perucas e próteses feitas de cabelo humano têm aspecto muito mais natural, porém seu custo também é mais alto. Por isso, muitas mulheres optam pelas sintéticas para uma primeira experiência. Foi o caso de Nadir Maciel, cuja primeira peruca era de nylon. Sua irmã, Nair, foi quem comprou, em uma casa de fantasia. "Era toda bonitinha, com corte chanelzinho... Foi ali que eu comecei a ir me aceitando", conta a paulista de Presidente Prudente, que mora em Guarulhos há mais de trinta anos.

Sua alopecia universal teve início no ano 2000. "Meu cabelo começou a cair em fevereiro de 2000 e quando chegou em meados de novembro eu já não tinha mais nenhum fio de cabelo. Foi assim, muito rápido... Eu não aguentava mais o sofrimento... Na época eu queria morrer, sabe? Meu cabelo era enorme, cacheado e eu perdi tudo..."

Ela conta que o primeiro dermatologista foi muito direto e disse: "Olha, eu não vou te enganar. Se você quiser usar esse medicamento, usa. Mas pode se acostumar a botar uma peruca, porque pode ser que o cabelo não volte mais". E não voltou mesmo.

Depois desse médico ela foi a muitos outros, estima catorze, em um período de dez meses. "Passei por uma junta médica no Hospital São Paulo, depois por outra no Hospital Padre Bento. Teve também aqueles médicos que vieram me enganar, sabe? Indicaram fórmulas, loções e disseram que se eu usasse tudo direitinho em dois ou três meses o cabelo ia voltar, o que também não aconteceu. Tudo nesse período de dez meses."

Quando passou pela junta médica do Hospital Padre Bento, indicaram a imunoterapia e uma das médicas falou: "Se eu fosse você eu não fazia... Você está procurando um problema, porque o efeito colateral é muito grande". Nadir pensou melhor e decidiu: "Então vou viver assim. O único problema de saúde que eu tenho é hipertensão, não vou arranjar outro... Aí eu optei por não fazer mais tratamento", conta.

Seu filho Lucas, na época com quatro anos, estava com ela nesse dia. "Ele me abraçou bem forte e falou assim para mim: 'Mãe eu te amo de qualquer jeito, com cabelo ou sem'. Me abraçou bem forte e me deu um beijo, e a partir daquele dia eu comecei a usar peruca. Cansei de sofrer."

Aquele não era seu primeiro episódio de areata. "Já tinha tido uma vez quando tinha uns 10, 12 anos, meados de 1972. Eu morava no Itaim Paulista, e minha mãe me levou a um farmacêutico lá do bairro. Na época ela comprou uma loção, eu passei, o cabelo voltou e não caiu mais. Aí depois, quando veio de novo, levou tudo de uma vez."

Para Nadir, é clara a ligação entre a perda dos cabelos e o fato de seus pais terem ficado doentes. Primeiro foi sua mãe, Josefa Maria da Conceição, que teve problemas cardíacos. "Às vezes eu deitava e não sabia se ia conseguir dormir a noite inteira, se o carro não ia sair levando ela para o hospital. Ela saía carregada nos braços, assim... como se estivesse morta mesmo."

Sua mãe conseguiu se tornar paciente do Instituto do Coração, o InCor, e hoje tem 78 anos e muita saúde. Logo depois da melhora da mãe, chegou a notícia de que seu pai, José Maciel da Costa, teria que amputar uma das pernas. "Aquilo para mim... Nossa, foi uma notícia terrível. Ele teve que ficar trinta dias internado e eu ia visitar todos os dias. Um dia ele falou assim para mim: 'Ah, minha filha. Eu aqui te dando trabalho e você nessa situação, perdendo todo o seu cabelo, não sabe nem o que é isso e eu dando trabalho'. Na época falaram que era a perna, depois era só uma parte, no fim foi o dedão. Ele morreu sem um dedão. Mas não deu pra fazer mais nada, não tinha o que fazer."

ERA UMA VEZ UM CABELO

O pai dela tinha diabetes, uma das principais causas de amputação das extremidades inferiores, cerca de 60% dos casos, de acordo com o site da Sociedade Brasileira do Diabetes. Isso ocorre porque pacientes diabéticos têm maior chance de infeccionar pequenos machucados nos pés, o que pode evoluir para um caso grave de gangrena, em que há risco de amputação.

A prevenção de um quadro como esse consiste em examinar diariamente os pés a procura de frieiras, ferimentos, calos ou bolhas, manter a pele hidratada, evitar a umidade, especialmente entre os dedos, sempre usar meias de algodão e sapatos fechados. Caso o paciente perceba alguma ferida é preciso tratá-la de forma adequada, o que vai evitar a complicação do quadro.

***

A situação de seu pai foi se agravando e, em dezembro do mesmo ano, ele faleceu. "Eu já não tinha mais cabelo, sobrancelhas, não tinha mais cílios, não tinha mais nada. Eu ia passando a mão e saía aquele monte, monte, monte. Eu procuro até nem lembrar mais desse momento, sabe? Outro dia mesmo eu estava olhando uma foto minha de quando eu tinha cabelo, no aniversário de dois aninhos do Lucas, uma época em que eu tinha muito cabelo, muito... E hoje eu não tenho nada, mas é assim...

Cabelo não é nada, né? Tem muita gente que tem cabelo e é feia de coração, né?"

Ela se lembra dos momentos em que sofreu discriminação por não ter cabelo, inclusive dentro do hospital, quando foi fazer um exame. "A pessoa achou que eu estava com alguma doença contagiosa. A menina se enluvou, se precaveu até de capa, touca, e eu falei: 'Filha, mas por que isso?'. 'Seu filho não pode ficar aqui com você', respondeu a enfermeira. 'Pode sim, sabe por quê? Eu não tenho nenhuma doença infectocontagiosa, porque seu eu tivesse eu não estaria aqui com você também'."

Hoje ela não liga, mas na época ficou muito sentida. "Eu era muito boba, sabe? Tudo eu chorava, era muito emotiva." Embora hoje saiba lidar melhor com a discriminação, ainda fica triste, com saudades do cabelo. "Ah, é tão bonito cabelo. Eu gostava tanto do meu, deixava ele muito esvoaçado, cheio de volume... Eu amava meu cabelo. Por isso que eu fico me renovando com as minhas perucas. Quero fazer uma nova!"

Seu plano agora é comprar o cabelo em uma loja especializada e mandar confeccionar a peruca sob medida, porque o resultado é melhor. Enquanto isso vai adaptando a sua, que já foi de várias cores diferentes e hoje está roxa. "Eu botei verde nela, outro dia, mas eu me apaixonei mesmo foi pelo roxo! Quando eu vou comprar peruca o pessoal fala assim: 'Não, você não pode fazer essas coisas, senão estraga!'. Ué, se estragar a gente compra outra, né?", rebate alegremente.

Ela considera a peruca uma importante aliada na busca por uma vida mais tranquila. "A peruca ajudou bastante, mesmo. Mas, depois que eu usei a prótese capilar então... Nossa eu me achei a mulher mais linda da face da terra! Foi emocionante, viu? Aquele dia eu me senti a pessoa mais realizada, porque além da prótese ser bonita, ela te dá vida entendeu? Dá liberdade. Eu fui na praia, entrei na piscina, mergulhei a cabeça...", conta.

A alegria durou pouco tempo, porém. As próteses capilares são mais caras que as perucas convencionais e a durabilidade é de apenas oito meses, o que dificulta o uso. "Em oito meses eu vi a prótese definhar igual minha peruca. Foi caindo, caindo, eu tentei fazer uns remendos, mas acabou. Durou bem pouquinho, mas eu me realizei, me senti muito bonita."

Com o tempo ela foi aceitando cada vez mais sua nova imagem e hoje tira fotos sem peruca, posta em redes sociais e não se preocupa com o que vão pensar. Mesmo com uma peruca roxa, muita gente não sabe que ela não tem cabelo, porque com a experiência aprendeu a deixá-la mais natural. "Depois de catorze anos você aprende a arrumar... Quando eu compro, ela está meio desengonçada, aí eu corto aqui, corto ali, jogo para um lado, puxo a franjinha, porque eu não preciso escrever na cara 'estou com peruca', né?"

***

Nadir tem sete irmãos e até hoje não descobriu nenhum parente que também tivesse alopecia areata. "Só quem desencadeou fui eu e por ironia do destino ou infelicidade, não sei, meu filho também." Lucas, seu único filho, tem areata há quatro anos e ela ainda não se conforma. "Ah, para mim, foi terrível. Terrível! Nossa... Eu me condenei. Eu me condeno, me culpo até hoje. Às vezes, quando eu percebo que ele está meio triste, meio deprimido, eu acho que é tudo culpa minha. O dia que vocês forem mães vocês vão entender. A gente não quer que nada, nada de ruim aconteça para o nosso filho."

Ela conta que ele tinha o cabelo bem cheio e brigava porque não queria cortar. "Eu cortava o cabelinho dele a cada quinze dias. E hoje vejo ele assim... Tem hora que eu sinto que ele sofre por causa disso. Ele fala assim: 'Ah, mãe, deixa de ser boba, não é isso não'. Mas na parte maior parte das vezes eu sinto que é..."

Os dois vivem em Guarulhos, onde ele faz faculdade e curso técnico e ela trabalha em uma empresa de pequeno porte. "Comecei na área da produção, depois saí e fui para área administrativa, onde atuo há vinte e três anos. Minha faculdade é da vida, é na prática."

Nadir acha que Lucas é muito ansioso, o que agrava seu problema e a deixa muito preocupada. "Você sabe que, para mim, é um pesadelo olhar a sobrancelha dele... Porque nós mulheres fazemos o desenho, mas e ele, como vai fazer?", indaga. Lucas, no entanto, considera já ter superado a dificuldade de aceitação da alopecia e vive sua vida com essa preocupação a menos.

CAPÍTULO 4

Crianças e adolescentes

— Cara, tira o boné!

— É, tira! Não tem nada de mais, ser careca é normal!

— Vai, Lucas, tira!

— Ah, por que não?

Foi assim, com o incentivo dos amigos, que Lucas Maciel decidiu assumir sua falta de cabelos e deixar de lado os bonés que usava desde que desenvolveu a alopecia areata total, aos 15 anos de idade, época em que seus pais se separaram, depois de um casamento de vinte e dois anos. Embora as datas coincidam, o jovem não acredita existir uma relação entre os dois acontecimentos.

Os quatro anos sem cabelo foram complicados para o rapaz que, embora já conhecesse a doença pela mãe, Nadir, teve um pouco de dificuldade em se aceitar. "Antes só andava de boné. Eu me sentia envergonhado, achava que os outros iam rir da minha cara. Mas, não sei se pela idade, você acaba se aproximando de todo

ERA UMA VEZ UM CABELO

mundo pelas brincadeiras, acaba criando uma amizade com as pessoas."

Ele conta que os amigos sempre brincam com isso, o chamam de "carequinha", "mas é aquilo... É amizade. O pessoal vai brincar, vai tirar onda com a sua cara, mas é supernormal. Eu não fico chateado, não me incomodo, porque do mesmo jeito que eles brincam comigo, eu brinco com eles de outra coisa... Todo mundo tem alguma característica de que alguém vai tirar sarro".

Sua mãe, paciente de areata há quinze anos, se sente muito culpada pela alopecia do filho, que apresentou o primeiro episódio da doença aos 6 anos, mas com o tratamento na época, repilou. Até que em 2011 as falhas voltaram a aparecer e, em pouco tempo, o garoto precisou começar a raspar a cabeça com frequência. "No começo eu fiquei bastante chateado. Meu cabelo era grande, cacheado, eu gostava de andar com o cabelo grande. Então para mim aquilo foi bem diferente. E na época do colégio ainda, que eu estava no primeiro colegial, a galera é muito criança, então tinha muita piadinha. Aquilo para mim foi bem chato, mas com o tempo eu acostumei."

Nadir ficou muito preocupada e teme que a alopecia se torne universal. Desde então, presta muita atenção

103

nos outros locais do corpo, em que a areata ainda não se manifestou.

"Eu fico de olho sabe? Esta semana mesmo, eu estava olhando a sobrancelha dele e até falei com a doutora, porque está meio falhada. Ela perguntou se ele estava nervoso, ansioso, mas ele falou para mim que estava, é... Como foi que você falou?", pergunta a mãe para o filho. "Estourando. Sabe quando a sua cabeça fica muito cheia? Você começa a acumular muita coisa... Escola, estudo, prova, trabalho... Começa a misturar um monte de coisa. Mas eu acho que todo mundo tem dias assim", explica Lucas.

Também pudera. O rapaz de 18 anos faz faculdade de logística à tarde, curso técnico de administração à noite e de inglês aos sábados, pela manhã. Até dois meses atrás, além de todas essas atividades, trabalhava como auxiliar de logística em uma loja de sapatos em São Paulo. "Trabalhei três meses, num estágio, e quando eles iam me efetivar no escritório, o horário não batia com o da faculdade, então não deu para continuar." O curso técnico em administração já é seu segundo. "Me formei técnico em logística mês passado e já comecei o outro. Consegui uma vaga remanescente e eliminei um semestre", conta, eficiente.

Era uma vez um cabelo

Um dia, quando ainda trabalhava, resolveu deixar o boné em casa e descobriu que gostava da sensação de independência daquele objeto, além de perceber uma mudança no comportamento das outras pessoas. "De certa forma, quando você se assume, as pessoas te olham de uma forma diferente, elas veem que você tem coragem, tem personalidade. Não vão ficar comentando. As pessoas geralmente comentam sobre você se isso te incomoda. Se for normal, não vão perder tempo, não vão falar nada."

A independência alcançada refere-se não só aos bonés, mas também aos tratamentos, que interrompeu há quase um ano. "Cheguei a tomar remédio, fiz aplicação durante uns dois meses e depois comecei a fazer tratamento com a antralina. O cabelo chegava a nascer todo, mas caía. Foi indo nessa, mas com o tempo eu fui me aceitando e desisti do tratamento."

A falta de resultados positivos e o alto custo dos remédios foram fatores importantes para sua decisão. A princípio pode-se pensar que a experiência de sua mãe também tenha lhe influenciado, mas ele não enxerga dessa forma. "Eu sempre olhei para ela como um exemplo, mas essa questão de me aceitar foi um conjunto de coisas. Foi o pessoal de casa, foram meus amigos, foi ela... Foi juntando todo mundo, e aí teve um dia que eu olhei e falei: 'Vou me aceitar', vi que não tinha nada a perder", explica.

Ele percebeu que tinha mais a perder tentando esconder a alopecia. Quando ia a um sítio ou à praia com os amigos, sentia bastante vergonha do cabelo cheio de falhas. Conforme foi crescendo, percebeu que deixar de sair e viver sua vida de adolescente por medo do que os outros iriam pensar era uma perda de tempo. "Percebi que se você ficar se privando, vai ser pior para você, quem vai se arrepender depois é você. Não queria depois pensar 'Nossa, podia ter feito tanta coisa, me privei de tanto por não ter cabelo, por estar usando um boné'... Não queria isso", conta.

Hoje, o estudante universitário vai a qualquer lugar sem boné e não deixa de realizar suas inúmeras atividades de jeito nenhum. Nos poucos momentos livres das obrigações, Lucas anda de *longboard*, sua nova paixão. "Esse meu filho, cada época é uma mania", conta Nadir, rindo. "Já teve a mania do tênis de mesa, de tocar violão, depois inventou que queria ser guitarrista, agora é *longboard*. Ele diz que é a paixão da vida dele." "É meu *mozão!*", diz Lucas, rindo, abraçado ao skate.

***

Apesar de ter perdido o cabelo em uma idade tida por muitos como complicada, aos 15 anos, Lucas aprendeu a conviver com sua nova aparência e soube lidar com a situação de uma maneira satisfatória em um tempo relativamente curto.

Mas o que fazer quando a areata surge em uma criança que ainda não consegue nem se expressar direito e entender o que está acontecendo com seu corpo? É o caso de Victor Costa dos Santos, um garoto alegre e saudável de 9 anos, que começou a perder o cabelo e os pelos do corpo quando tinha um ano e oito meses.

Seus pais Luciane, de 33 anos, e Vagmar, de 38, tiveram que se desdobrar para ajudar o menino que começava a apresentar sinais de depressão. "Quando ele começou a entender, ficou muito triste", conta Luciane. "No começo foi muito difícil", acrescenta o pai. "'Pai, meu cabelo vai nascer de novo?', ele perguntava. 'Filho, a gente vai fazer tratamento e seu cabelo vai nascer', eu explicava, tentando ser convincente."

Nessa época, Vagmar raspava os cabelos de Victor, para poderem fazer o tratamento com antralina. Mas o garoto não entendia o mecanismo da doença e passou a acreditar que seus cabelos não cresciam mais porque o pai havia raspado. "Ele ficava de canto aí na cama, triste porque via todas aquelas crianças com cabelo, e ele sem.

Ficava no cantinho da cama e nem falava direito com a gente dentro de casa... O negócio dele era só assistir à televisão... Aquilo matava a gente", relembra Vagmar. "Queria levar para brincar, não ia. Sair para a rua não queria mais. Nas festinhas ele não queria ir, se excluía... Ele estava entrando em depressão."

Foi então que começaram a obrigá-lo a sair. "Zoológico, shopping... onde tinha público, a gente levava, querendo ou não. Mas ele ia com receio, né? Então a gente chegava lá e explicava para ele: 'Você não é diferente das pessoas, você só não tem cabelinho... Mas você é saudável'. E assim ele foi entendendo... Sempre, no dia a dia, a gente mostra que ele não tem nada, que ele é perfeito, e assim ele se fortalece mais". Além disso, Victor também sentiu mais segurança quando seu pai e seu tio passaram a raspar os cabelos frequentemente: "Tá careca igual eu!".

***

O casal nunca tinha ouvido falar na doença e, quando percebeu a falha, do tamanho da ponta de um dedo, no cabelo do filho, tratou de levá-lo a um dermatologista para descobrir o que era. As idas ao especialista já eram rotineiras, pois desde muito pequeno, Victor tinha dermatite atópica, outra doença de pele, mas

ERA UMA VEZ UM CABELO

o médico não soube identificar o novo problema que o garoto estava começando a enfrentar. "O primeiro médico falou que não era nada, que era normal. Só que a falha foi aumentando... Foi coisa de dois meses para cair tudo", conta a mãe de Victor. Procuraram, então, ajuda de outra médica, que lidou melhor com a situação: "Logo que entramos no consultório a médica perguntou 'Nossa, e essa alopecia? Vamos tratar?' Pensei: 'Finalmente vou descobrir o que está acontecendo com meu filho!'". A dermatologista, então, explicou o que era a alopecia areata, que era uma doença autoimune, mas mesmo assim as dúvidas de Luciane continuaram. "Mesmo quando ela explicou, eu não entendi... Eu fiquei até mais preocupada, porque falaram que era um problema autoimune... Tá, mas por que isso acontece? De onde vem isso?"

O casal só foi realmente entender do que se tratava três anos depois. Nesse meio-tempo, os dois buscaram informações pela internet, mas encontraram referências erradas, coisas confusas. "Foi quando a gente chegou na doutora Enilde", conta Vagmar, sorrindo.

Pouco depois a família começava a frequentar as reuniões do AAGAP, grupo de apoio criado e dirigido pela médica que os ajudou a compreender a doença do filho. Os encontros já fazem parte da rotina da família que, além de Victor, Luciane e Vagmar, conta, também, com Tábata, filha de 15 anos do casal.

Mãe e filho gostam muito das reuniões, e evitam ao máximo faltar. "No começo era melhor ainda, porque ia mais criança. Agora não tá indo muita criança... geralmente só tem adulto. Muito adulto com alopecia. Seria melhor se tivesse mais criança com alopecia, para ele ficar melhor. Mas ele gosta muito de ir", conta Luciane. Já para Vagmar, o grupo é também um lugar para os adultos e é ideal para compartilhar ideias e situações vividas. "Isso fortalece a gente, né?"

Nessa troca de experiências, ele começou a ouvir falar que a causa da areata estava, na maioria das vezes, ligada a um trauma. "Não sei se isso é verdade. Mas tem gente que fala que pode ser do emocional da criança. Um simples 'não' para uma criança, né?...", indaga.

É comum que a questão emocional seja levantada, tanto por profissionais quanto por pacientes de alopecia areata, afinal grande parte deles identifica situações estressantes que poderiam estar ligadas ao início da queda de cabelo. Para a psicóloga Simone Godinho,[1] cofundadora do AAGAP, "muitas vezes a pessoa não identifica

---

[1] GODINHO, Simone. Entrevista concedida a Andressa Pedras e Beatriz Santos. São Paulo, 10 out. 2014.

um fato traumático, mas na maioria dos casos ele existiu. Por isso eu digo que é muito perigoso falar que é só o emocional". Ela considera normal que todas as pessoas passem por situações estressantes, a diferença está na reação de cada um. Para ela, uma característica importante dos pacientes de AA que já atendeu era a dificuldade em expressar seus sentimentos e, no caso das crianças, interagir e conversar.

O atendimento, então, busca estimular a interação, mas não é diferente daquele de uma pessoa que não tenha alopecia areata. Já com as crianças, o diferencial está no uso de brinquedos. Simone explica que durante as sessões nunca aborda a falta dos cabelos. "Porque não é o que me importa, isso é a consequência. O que eu quero saber é o processo, o que ele está pensando. E aí vem um monte de coisa. Porque se você ficar focado no cabelo ou no peso, no caso de um obeso, por exemplo, não vai resolver. Então normalmente eu converso de tudo, menos do cabelo."

Outro ponto importante do tratamento das crianças são os pais. A psicóloga considera muito importante que os pais, mas principalmente as mães de crianças com areata façam terapia. "A mãe tem que entender que não tem culpa nenhuma, que isso é coisa da vida, do acaso. Às vezes a criança está bem, não quer usar peruca, nem lenço, o menino não quer usar um boné. Mas a mãe fica forçando tanto que a criança fica meio paranoica. Nenhuma mãe em sã consciência vai querer fazer mal para o seu filho."

Além da questão da culpa, Simone já enfrentou ciúmes de mães de crianças com AA. "Elas pensavam 'Como é que essa mulher resolveu o problema da minha filha e eu não resolvi?'. Eu transformei a criança dela e ela não transformou. Então tem muita mãe que tira a criança da terapia logo que melhora... Mas é uma coisa da mãe. O que eu faço é procurar trazê-la pra perto e mostrar que eu não sou uma supermulher, e que ela precisa trabalhar junto comigo."

***

Esses problemas nunca fizeram parte da relação entre Luciane e a psicóloga do filho. "Ela ajudou bastante... Eu achei que foi muita mudança", conta. Seu marido acrescenta que, com a terapia, Victor "mudou na forma de interagir com os outros... Agora ele não liga mais para o que os outros falam. Quando perguntam, ele responde 'Eu tenho alopecia areata' e explica tudo direitinho. Se tornou comum porque agora ele sabe conversar".

Para Simone, essa é a função primordial da terapia: preparar o paciente para a vida. "Se ele tem alopecia, se

Era uma vez um cabelo

ele tem pressão alta, se tem... sei lá... anorexia, o mundo não vai mudar por causa disso. Então eu tenho que preparar, fortalecer a pessoa, para enfrentar os preconceitos lá fora. É isso que a terapia tem que dar, para qualquer pessoa, em todos os casos."

Toda essa mudança pela qual Victor passou teve início quando o menino tinha dois anos e alguns meses. "Assim que eu descobri, que passou pela primeira dermatologista, ela já orientou a ir para o psicólogo. Aí passou com um do convênio, fez as dez sessões – porque pelo convênio eram só dez sessões por ano – e depois começou na APAE[2] de Rio Grande da Serra, que estava com um projeto para trazer uma psicóloga." Quando ela explicou que a situação do Victor exigia acompanhamento constante, o que o convênio não permitia, foi logo aconselhada a incluir seu nome na lista. "Me explicaram que ele não precisava estudar na APAE, não teria que se matricular, ia só passar na psicóloga. O nome dele foi o primeiro da lista!", conta Luciane.

Durante os três anos seguintes, ele foi acompanhado por duas profissionais da instituição: uma professora

---

[2] A APAE – Associação de Pais e Amigos dos Excepcionais nasceu em 1954, no Rio de Janeiro. Seu objetivo principal é promover a atenção integral à pessoa com deficiência, prioritariamente aquela com deficiência intelectual e múltipla. A Rede APAE está presente, atualmente, em mais de dois mil municípios brasileiros.

e a psicóloga. "Ele tinha que faltar na escola duas vezes por semana, o que precisou parar quando começou a cursar o primeiro ano do fundamental." A escola fica em Ribeirão Pires, cidade vizinha, e foi escolhida em função da preocupação dos pais. Quando foram matriculá-lo já explicaram a situação para os diretores e professores. "Porque já é difícil a situação... Imagina se ele for maltratado na escola, não vai querer saber de mais nada!" Victor está cursando o 3º ano do Ensino Fundamental e, até hoje, seus pais não receberam qualquer reclamação.

***

Embora não conheça nenhum parente que tenha alopecia areata universal, como o filho, Vagmar já acompanhou o caso da irmã – tia do Victor – que, por conta do estresse vivido no casamento, apresentou algumas falhas nos cabelos, muito características da AA. "No caso da minha irmã, acho que foi estresse... Mas o dela cresceu rápido. Não chegou a ser diagnosticada a alopecia."

Pouco tempo depois, ela teve uma filha e foi nesse período que o sobrinho, com quase 2 anos de idade, desenvolveu a doença. "Ele começou a se excluir por causa da menina, aí a gente começou a trabalhar essa coisa de ele achar que ela veio para tomar o espaço dele. A psicóloga trabalhava isso", conta Luciane.

O retorno da psicóloga era de suma importância para que os pais pudessem ajudar o filho em casa. A cada três meses, mais ou menos, a profissional chamava o casal para conversar a respeito do tratamento do Victor e dos problemas que iam surgindo pelo caminho. "Era eu que ia nas reuniões. Ela contava, me orientava, explicava como era o atendimento", explica Luciane.

Os três anos seguintes de terapia foram fundamentais para que Victor conseguisse viver sua infância sem grandes traumas, porém a imprevisibilidade da alopecia areata continua sendo uma fonte constante de estresse.

Nesses seis anos de tratamentos, Victor utilizou difenciprona, antralina e, mais recentemente, a **sulfasalazina**. "O cabelo voltou a nascer só quando usou a antralina. Nascia todo branquinho, mas em trinta dias já caía." Os médicos disseram que o medicamento só poderia ser usado por três meses, e ao fim desse período ele estava novamente sem cabelos, mas também muito decepcionado. "Quando caiu da última vez ele ficou triste de uma tal maneira... Porque ele estava empolgado com o cabelo que nasceu. Eram uns fios grandões, sabe?", conta a mãe. "A autoestima dele caiu. Ele ficou triste de novo, não entendia o porquê. E ele ficou bravo.

Um dia pegou os *hotwheels* dele, levou para o quintal e quebrou tudo com um martelo", lembra Luciane.

> ## SULFASALAZINA
>
> Segundo os pesquisadores indianos Amin e Sachdeva, é uma boa opção para o tratamento da AA. A droga tem efeitos imunomoduladores e inibe o processo inflamatório causado pela areata. O remédio é utilizado também em outras doenças autoimunes, como a psoríase.
>
> Fonte: Amin e Sachdeva, 2013.

Eram mais de cem carrinhos em miniatura. Os pais ficaram desesperados, sem saber o que fazer e que atitudes tomar. Foram então conversar com a psicóloga. Ela explicou que, por não conseguir lidar com aquela raiva e decepção que estava sentindo, Victor acabou descontando nas coisas que mais gostava. A psicóloga conversou com ele e mostrou que quebrar as coisas não era a solução, que não podia fazer isso. A situação melhorou e essas reações explosivas nunca mais aconteceram.

***

Os fios de cabelo nunca mais voltaram, mas os pelos do corpo, cílios e sobrancelhas, sim. "Agora ele está acostumado com essa ideia de não ter. Eu estou até com medo porque ele vai voltar a usar antralina. Ele perguntou: 'Qual é essa pomada, mãe?' E eu expliquei: 'Lembra uma que seu pai passava e sua cabeça ficava preta? Tinha

que dormir de touca e você não queria usar?'. 'Lembro...
Foi com esse que meu cabelo nasceu, né?' Ele mesmo
contou pra médica que já usou o remédio. Se empolgou."

A ansiedade do menino preocupa Luciane. Seu
medo é que, caso os fios nasçam e caiam novamente, ele
volte a deprimir. Muitos pais prefeririam deixar os tratamentos de lado, a fim de evitar esses altos e baixos.
Porém maior do que isso é a obrigação que a mãe sente de procurar sempre ajudar o filho, nunca desistir. "A
gente não vai parar o tratamento por aqui... Só se um
dia ele falar para a gente: 'Ah, mãe, não quero mais'. Eu
não vou parar por mim, para mais tarde outra pessoa
falar: 'Nossa, isso aí tinha tratamento... Sua mãe não
fez?'."

***

Proteger, ajudar, apoiar. Essas são palavras comuns no vocabulário de pais, professores e amigos de
pacientes de areata, mas qual a diferença entre elas? De
acordo com Simone Godinho, "o apoio é quando os pais
dizem: 'Vai que eu estou aqui'. Se a criança vai e no meio
do caminho ela quiser voltar, tudo bem. Agora proteger
é uma coisa assim: 'Tá bom, filho, não vai mesmo, ma-
mãe está aqui com você'. Sabe?".

O ideal é não incentivar o isolamento, a fuga, mas, sim, mostrar que é preciso enfrentar o mundo, com ou sem cabelo. Simone explica que a família normalmente tende a proteger, mas é preciso prestar atenção para compreender se é a criança ou o pai quem está sendo protegido.

A escola também costuma ser um tópico sobre o qual os pais ficam em dúvida. Falar ou não com os professores? Explicar ou não para os coleguinhas? Permitir que a criança falte na escola por conta da areata? Simone Godinho considera que "o certo é deixar sentir um pouco a criança na escola, porque as próprias crianças vão resolvendo a questão, contando para os colegas, se entrosando. Quando tem dificuldade, aí sim tem que entrar e explicar". Nesses casos, a coordenação pode ser uma grande aliada, que vai entrar em contato com todos os professores. "A coordenação deve falar com os professores, mas estes não devem expor a criança aos colegas, reforçando a situação e fazendo com que se sinta diferente dos demais."

Quanto a faltar às aulas, ela considera que "a princípio você pode até respeitar, mas tem que trabalhar esse assunto, porque senão cai naquela história de proteger e a criança não aprende a enfrentar o mundo". Ela explica que, no começo, a criança se sente agredida pela

ERA UMA VEZ UM CABELO

situação, "então eu acho que tem de respeitar para mostrar que ela está sendo amparada. Mas tem que deixar claro: 'Só hoje você não vai. Nós vamos conversar com o médico, com a psicóloga, vamos preparar a escola, mas você vai'. Porque senão, a criança pensa 'Ok, então eu faço tudo o que eu quero, está ótimo'. E não enfrenta a vida".

***

O medo da reação dos coleguinhas não fez parte da história de Victor, mas com seu amigo Guilherme Guerra, de 14 anos, foi diferente. O garoto perdeu os cabelos há quatro anos, e chegou a ficar afastado da escola por mais de um mês, até que os tratamentos começassem a dar resultados.

No começo a família ficou assustada e até os outros dois filhos, Pedro, de 24 anos, e Beatriz, de 20, se preocuparam com a saúde do irmão caçula. "O começo sempre assusta. A gente não conhecia, não tinha nenhum caso na família. Depois você vai se esclarecendo e vê que isso não impede de fazer nada, mas no começo assustou, mesmo porque ele era uma criança de apenas dez anos", explica a mãe, Zilda, de 46 anos.

Foi ela quem percebeu a falha na nuca de Guilherme, enquanto assistia a TV com o filho no colo.

Preocupados com o que poderia ser, ela e o marido, Sandro, de 43, o levaram ao pediatra, que logo identificou a alopecia areata. Depois de receber o diagnóstico, Guilherme começou os tratamentos. Usou homeopatia por seis meses, fez tratamento com luzes de LED, minoxidil, infiltrações de corticoide, que para ele foi o mais dolorido, e há quatro anos toma deflazacorte, via oral, diariamente. Além disso, ele usa uma loção de corticoide, um xampu anticaspa e ingere comprimidos de cálcio.

Preocupados com os possíveis efeitos colaterais da medicação, os pais o levam regularmente para fazer exames de sangue e de densitometria óssea, além de checarem se o peso e a altura continuam normais para a idade. "Nunca aconteceu de ele ter alguma alteração grave para a gente falar: 'Vamos ter que trocar a medicação'. A médica explicou que, tomando esse corticoide, ele poderia ficar um pouco inchado, o que realmente aconteceu, mas conforme foi diminuindo a dosagem do remédio, melhorou", conta a mãe.

Durante o período em que fazia infiltrações de corticoide, a queda do cabelo aumentou. Quando restavam apenas alguns fios na cabeça, as pessoas começaram a indagar a família sobre um possível câncer do filho caçula. Zilda o levava para a escola e voltava chorando para casa. "Foi assim... Em questão de quinze

ERA UMA VEZ UM CABELO

dias ele ficou completamente sem nada, então foi muito chocante." Com receio da reação dos colegas, Guilherme não quis mais ir à escola e ficou quarenta e cinco dias afastado. "Ele saiu no fim de março e voltou no comecinho de maio, mais ou menos. Tive que ir até a escola explicar, levei atestado e eu mesma pegava a matéria para ele", conta a mãe.

A escola chegou a abrir uma exceção à regra que proíbe o uso de bonés, mas os pais acharam que talvez fosse pior se Guilherme começasse a ser tratado de forma diferente das outras crianças. "A gente achou que era pior porque na escola não pode ir de boné. Se ele usasse... Sabe como é criança... Elas brincam, iam tirar, iam ver. Achamos melhor ele ficar em casa", conta Sandro.

Os diretores e professores foram bem compreensivos com a situação e, quando o garoto retornou, sua professora de inglês decidiu explicar para a classe o que era a doença e o que havia acontecido com Guilherme, que já estava com o cabelo começando a crescer, com fios loiros. "Quando ele voltou estava com o cabelo todo clarinho, daí o pessoal até começou a chamá-lo de alemão. Acho que as crianças da idade dele entenderam melhor que os próprios adultos, então na escola não teve grandes problemas, não", afirma Sandro.

***

Guilherme fez três meses de terapia, para ajudá-lo a enfrentar a situação. Tanto os psicólogos quanto os pais acham que o início da queda se deu por conta da morte do avô paterno. "A gente fala que o gatilho foi com o avô dele, porque ele faleceu de câncer e o Gui viu todo aquele processo de ficar deitado, não se locomover. No dia em que o avô foi para o hospital e não voltou mais, o Gui estava lá, com um primo. Quando faleceu, o Guilherme viu a gente chorando e me perguntou: 'Mãe, porque eu não chorei?'. Na hora eu expliquei do meu jeito... Falei que cada um reage de uma forma", relembra Zilda.

O avô faleceu em março de 2010 e no final daquele ano a primeira falha apareceu. "As psicólogas também chegaram mais ou menos a essa conclusão. Falam que ele é muito preocupado com as pessoas, então isso talvez tenha desencadeado. Mas não é 100% de certeza. A doutora Enilde fala mesmo que pode ser de um susto, ou pode não ser nada disso também."

***

Depois do primeiro contato com a alopecia, a família foi pesquisar na internet e acabou encontrando a dermatologista Enilde Borges Costa, uma das fundadoras do AAGAP, grupo cujas reuniões a família frequenta há dois anos. "A reunião do grupo esclareceu bastante coisa para a gente. Acabamos encarando a alopecia não como uma coisa grave. Claro, tem todo o fator estético, aquele monte de coisa, mas não é o fim do mundo, porque não impede de fazer nada", conta Sandro.

Os pais acreditam que frequentar as reuniões seja bom para Guilherme, que aprende mais sobre o que tem, conhece novas pessoas com a mesma doença e se diverte com as atividades. O menino conta que gosta de tocar percussão e cantar no grupo, atividades promovidas depois das conversas. Mas seu pai revela o que ele realmente gosta: os lanches servidos ao final de cada reunião.

Hoje em dia, com praticamente todo o cabelo de volta, a família fica de olhos abertos para qualquer aumento de queda, como fios de cabelo no travesseiro ou no ralo do banheiro, que Guilherme defende não ser só dele. Seu pai, rindo, também argumenta a seu favor: "Tem mais duas mulheres com cabelo comprido dentro de casa, sabe como é...".

CAPÍTULO 5

Grupos de apoio
e pesquisas científicas

A internet foi a grande aliada de Zilda Guerra na tentativa de ajudar Guilherme, inclusive quando descobriu o Grupo de Apoio aos Pacientes com Alopecia Areata (AAGAP). Foi por meio de um grupo no Facebook que ela soube das reuniões que acontecem mensalmente, há mais de dez anos.

Administrador há dois anos de um grupo na rede social, Jorge Henrique da Silva, de 41 anos, já conseguiu atrair muitas pessoas para o grupo físico. O paulistano, casado há dez anos e pai do Miguel, de 5, começou sua história com a alopecia areata na mesma época em que dava início à vida conjugal com Vanessa. A mudança no estilo de vida foi repentina e ele teve que se adaptar à nova rotina. "Antes, para mim, sexta, sábado e domingo era dia de balada, de curtir a vida... E aí você larga tudo para virar um homem mais caseiro. Foi uma mudança brusca", conta.

A queda começou no final de 2004, nas sobrancelhas. "Aí um amigo, que já tinha tido também, falou 'passa uma pomada e uma loção que volta'. Eu passei na sobrancelha e voltou ao normal, fiquei bem contente. Mas um tempo depois as falhas voltaram no cabelo. Passei as mesmas coisas, só que não deu resultado."

Quando percebeu que aquele tratamento não estava fazendo efeito, tratou de procurar um especialista. "Fui numa dermatologista que falou: 'Ah, isso aqui é só uma pelada, vamos fazer uma aplicação que volta ao normal'. Fiz, mas não voltou, não... E ela não me explicou nada!"

Trocou de médica e começou a se tratar no Hospital São Paulo, com a dermatologista Enilde Borges Costa, que lhe apresentou o grupo de apoio – AAGAP, que ela coordena desde a fundação. "Comecei a fazer tratamento lá e foi bom, meu cabelo cresceu todo... Mas depois de um tempo começou a cair e nascer, cair e nascer e parou de dar resultado. Agora eu tomo deflazacorte e faço aplicações, além de tomar zinco e cálcio."

No começo, quando descobriu e entendeu o que realmente estava acontecendo, Jorge ficou um tanto perdido, sem saber o que fazer, afinal nunca tinha ouvido falar na doença. Pesquisando na internet foi se acalmando, mas só compreendeu o que era a areata "depois que conheci a doutora Enilde e ela me explicou direitinho".

Ela o convidou a uma reunião do AAGAP, em 2012, e isso foi um divisor de águas. Jorge conta que, depois de começar a frequentar as reuniões, sua autoestima aumentou bastante e ele decidiu que já era hora de deixar o boné em casa. "Raspei a cabeça de vez e nunca mais usei boné", conta. "Enquanto dava para enganar, eu cortava aqui, cobria ali e ia levando... Até que chegou um momento em que não dava mais."

O AAGAP fez mais do que isso: incentivou Jorge a criar um grupo de apoio no Facebook, a que ele chamou "Alopecia Areata: uma doença ou um problema", que já conta com mais de quinhentos integrantes, de diversas nacionalidades. Ele explica que decidiu fundar aquele espaço virtual para "ajudar quem não sabe o que é a doença, ainda não descobriu o que tem... Quem fica meio perdido igual eu fiquei. E agora que eu encontrei uma maneira, quero ajudar quem precisa".

Além do grupo coordenado por Jorge, as redes sociais estão repletas de grupos de pacientes que buscam compartilhar experiências e conhecimentos, além das sensações vividas na convivência com a areata. Os grupos são uma forma de conhecer pessoas e fazer novas amizades. Jorge, mesmo, já conheceu (mas não pessoalmente) pessoas de Portugal, Espanha, Peru e Canadá. Ele mantém o grupo atualizado com a agenda do

ERA UMA VEZ UM CABELO

AAGAP, além de postar fotos e vídeos das reuniões, buscando atrair novos participantes.

Hoje ele não perde uma reunião do AAGAP, às quais prefere ir sozinho, sem a esposa e o filho. Jorge está tão acostumado que não se importa mais com as pessoas que ficam lhe encarando na rua. Se lhe perguntam sobre o cabelo ele explica, fala sobre o grupo de apoio. Quando insistem em saber se os fios vão voltar a nascer, ele diz preferir não se iludir, prefere acreditar que não e seguir sua vida.

***

Hoje, no Brasil, existe apenas um grupo de apoio aos pacientes com alopecia areata: o AAGAP, em São Paulo, que foi incluído em uma iniciativa da Sociedade Brasileira de Dermatologia chamada GRAPE,[1] os Grupos de Apoio Permanentes. No site da instituição[2] é possível conhecer todos os grupos, que focam

---

[1] Os Grupos de Apoio Permanente são um projeto lançado em fevereiro de 2013 pela diretoria executiva da SBD. De acordo com o site da instituição, "o projeto promove apoio, orientação e educação em saúde para pessoas com doenças de pele que possam comprometer a qualidade de vida, ser excludentes ou discriminativas nos âmbitos social, profissional e até familiar, como psoríase, vitiligo, alopecia areata, hanseníase, câncer de pele, colagenoses (lúpus), doenças bolhosas (pênfigo, dermatite herpetiforme), atopia e acne, dentre outras". Atualmente, existem treze Grupos de Apoio Permanentes, distribuídos por cinco estados: Espírito Santo, Minas Gerais, Paraná, Rio Grande do Sul e São Paulo. Mais informações sobre os grupos e seu calendário de atividades estão disponíveis no site, na seção "cadastro e agenda".

[2] O site da Sociedade Brasileira de Dermatologia é: <www.sbd.org.br>.

principalmente as doenças consideradas estigmatizantes, como vitiligo, psoríase, dermatite atópica, entre outras.

O AAGAP nasceu dentro do departamento de dermatologia da Unifesp. Era o ano de 2003, quando a médica Enilde Borges Costa e a psicóloga Simone Maria Godinho perceberam que era preciso fazer alguma coisa para ajudar aquelas pessoas que tinham areata e buscavam tratamento.

Na época, Enilde trabalhava realizando testes de contato para alergias e, por conta da semelhança técnica, realizava também a sensibilização para o uso de difenciprona, um dos tratamentos para AA. "De vez em quando vinha um paciente com areata, do ambulatório, e a proposta era tratar com difenciprona. Então eles mandavam para mim, para depois o paciente voltar para o ambulatório. Mas demorava muito e, quando ia encaminhar o paciente de volta, muitas vezes, já não era o mesmo residente. E eu comecei a ver uns pacientes meio perdidos pelo caminho", relembra.

A burocracia deixava o paciente, muitas vezes, sem saber para onde ir. "Eu comecei a sentir que eles ficavam meio soltos. Os médicos eram muito bons, mas não tinham tempo nem espaço para abordar essa questão social da areata. Então eu comecei a fazer um ambulatório na hora do almoço mesmo, para esses pacientes

ERA UMA VEZ UM CABELO

que tinham vindo para mim e ficavam meio sem saber para onde deveriam ir", conta Enilde.

Algum tempo depois ela foi convidada pela presidente da SBD-SP a criar o grupo. "Havia um projeto de criar grupos de apoio. Mas, na verdade, ele já existia informalmente". Isso porque algum tempo antes do convite, ela e a psicóloga Simone Godinho já haviam começado a atender os pacientes de maneira informal, na sala de espera do ambulatório de cosmiatria.

"Nós começamos a conversar sobre os pacientes e ela topou criar o grupo comigo. A ideia era criar um espaço para tirar dúvidas dos pacientes... Para conversar." Simone conta que "aquilo começou a ferver de gente". Foi então que elas perceberam que poderiam organizar um grupo de apoio, colaborando para divulgar a doença e ajudar os pacientes. A principal questão, porém, era saber se a ideia seria realmente uma coisa boa. "De repente o paciente chega e vê outras pessoas, às vezes com casos mais extensos que o dele, e assusta..." Na primeira reunião, apenas uma pessoa compareceu, mas já estava instituído que aquele espaço precisava continuar existindo, mesmo que para uma pessoa, e desde então só fez crescer.

***

O histórico dos grupos de apoio remonta ao início do século XX, em 1905. Atribui-se a Joseph H. Pratt a criação da psicoterapia de grupo, quando iniciou um programa de assistência a tuberculosos, no ambulatório do Massachussetts General Hospital, em Boston, nos Estados Unidos.

Embora seja considerado um dos precursores da psicoterapia de grupo, à época Pratt não encontrou apoio e reconhecimento por parte de psiquiatras e psicólogos. "Suas ideias estavam, certamente, muito à frente de seu tempo, conferindo-lhe uma posição de vanguarda no desenvolvimento de modelos de assistência em saúde mental."[3]

A psicoterapia de grupo desenvolveu-se realmente nos EUA, apesar de seu início ter sido europeu. Surgiu de maneira intuitiva e teve sua utilização amplificada no período da Segunda Guerra Mundial, devido aos traumas vivenciados pelos sobreviventes.

Luiz Paulo Bechelli, psiquiatra, e Manoel Antônio dos Santos, psicólogo, apontam, em estudo histórico realizado em 2004 a respeito da psicoterapia de grupo, que quando os participantes sofrem da mesma condição há uma redução do isolamento social que, muitas vezes, a própria pessoa se impõe. Além disso, grupos com essa característica "facilitam a identificação, a revelação de

---

[3] BECHELLI, Luiz Paulo de C.; SANTOS, Manoel Antônio dos. Psicoterapia de grupo: como surgiu e evoluiu. *Revista Latino-Americana de Enfermagem*, v. 12, n. 2, pp. 242-249, 2004.

ERA UMA VEZ UM CABELO

particularidades e intimidades, o oferecimento de apoio ao semelhante, o desenvolvimento de objetivo comum e a resolução das dificuldades e dos desafios que se assemelham".

Eles acrescentam que, nas últimas três décadas, verificou-se uma expansão dos grupos de autoajuda, organizações que se formam espontaneamente por pessoas que compartilham condições médicas semelhantes, a fim de trocar informações e oferecer apoio mútuo.

É o caso dos grupos voltados aos pacientes com alopecia areata, que são recentes no Brasil, mas em outros países já existem desde o início da década de 1980. A partir de pesquisas na internet é possível considerar que o primeiro foi o AASA – Alopecia Areata Support Association,[4] grupo criado em 1980 na Austrália. Como resultado da veiculação na mídia da história de uma garotinha de Sydney, um grande número de pacientes de areata resolveu se unir, fundando o grupo voluntário, que visa fornecer informação e apoio para pacientes, familiares e amigos.

Em sua página na internet explicam que pessoas com AA podem se beneficiar muito das conversas sobre problemas comuns, como usar maquiagem, e de como lidar no dia a dia com as dificuldades de se viver com

---

[4] O site da AASA é: <www.alopeciavictoria.org.au>.

alopecia. "Nós gostaríamos de pensar que, em um futuro não muito distante, a alopecia areata e suas consequências serão melhor compreendidas tanto pelos médicos quanto pela população em geral."

Outra fundação australiana é a Australia Alopecia Areata Foundation,[5] criada em 2010, que segue os moldes da NAAF – National Alopecia Areata Foundation,[6] que surgiu em 1981, nos EUA, e atualmente é uma das maiores e mais influentes associações de pacientes de AA.

A Fundação Nacional de Alopecia Areata (NAAF) está localizada em San Rafael, na Califórnia, e tem suas ações baseadas em três temas: pesquisa, apoio emocional e conscientização. Ela é dirigida por voluntários e sustentada por doações, que podem ser feitas pela internet.

Entre suas metas e ações, elencadas no site, estão: levantar fundos e doação de material (sangue e tecidos) para pesquisas a respeito das causas da alopecia areata, a fim de desenvolver tratamentos eficazes e encontrar uma cura; conduzir campanhas de conscientização; organizar uma conferência anual de pacientes; desenvolver apostilas para que os médicos possam entregar aos

---

[5] O site da Australia Alopecia Areata Foundation é: <www.aaaf.org.au>.
[6] O site da National Alopecia Areata Foundation é: <www.naaf.org>.

ERA UMA VEZ UM CABELO

pacientes; atuar como centro internacional de informações sobre AA; promover apoio emocional através de contato pessoal e materiais impressos que ajudam aqueles que têm a doença e seus familiares; pressionar políticos para que sejam criadas leis buscando maior apoio governamental para pesquisas médicas; copatrocinar *workshops* de pesquisas internacionais sobre AA.

Uma vez ao ano, a fundação organiza um evento com duração de um fim de semana para pessoas com AA e suas famílias. Médicos, pesquisadores e palestrantes são convidados para conhecer e apresentar os mais recentes avanços em pesquisa, tratamento, apoio psicológico e cosmetologia. Essas conferências têm crescido a cada ano e impulsionaram o trabalho da fundação e a conscientização pública sobre AA.

A fundação dá suporte financeiro a grupos de apoio voluntários em todo o mundo. Hoje eles estão presentes em 45 dos 50 estados norte-americanos, além de onze países. Esses grupos oferecem para a pessoa com AA uma chance de compartilhar sentimentos, experiências e soluções para lidar com a doença e são liderados pelos pacientes, não por médicos ou psicólogos. Apesar de eles terem tamanhos e características diferentes, todos partilham da mesma missão: "fornecer aos pacientes, familiares e amigos um lugar seguro, confortável e confiável para que possam compartilhar suas experiências com essa doença desafiadora", explicam no site da NAAF.

***

Além dos grupos presenciais que, como se vê, crescem em número a cada dia, outro fenômeno é a presença de comunidades virtuais de pacientes. No Facebook existem inúmeras, que abordam o tema e reúnem pessoas de todos os cantos.

Mas que tal uma rede social voltada apenas para a alopecia? É o Alopecia World,[7] site onde é possível criar um perfil, adicionar amigos, postar fotos, vídeos, textos, conversar com pessoas de toda parte, compartilhando uma característica em comum: a areata. A entrada no site só é possível depois da autorização da coordenadora e é preciso ser maior de 18 anos, mas é uma boa solução para quem deseja conhecer pessoas novas, sem o receio de não ser aceito ou sofrer preconceito.

***

Os grupos de apoio podem ser de grande ajuda para aqueles que descobriram a doença recentemente e não sabem ainda que atitudes tomar, porém não excluem a importância de um acompanhamento psicológico individual. Simone Godinho explica que, "existem coisas que as pessoas não querem expor no grupo, então

---

[7] O site do Alopecia World é: <www.alopeciaworld.com>.

ERA UMA VEZ UM CABELO

o acompanhamento individual preserva mais... Além de ser mais profundo na questão do desenvolvimento emocional. Apresenta mais resultados positivos".

Ela relembra que uma característica da personalidade de muitos pacientes é a dificuldade em expressar seus sentimentos, chamada alexitimia: "É uma dificuldade de pôr em palavras o que sente. Então o tratamento individual pode ajudar mais, porque a pessoa vai se sentir mais protegida. No grupo pode ser mais difícil se expressar". Entretanto, os grupos podem ser uma porta de entrada para a terapia individual, como foi o caso de Gilmara Pereira, que começou a frequentar o AAGAP há pouco mais de um ano e agora, além das reuniões, faz acompanhamento individual com a psicanalista do grupo.

A assistente social, de 34 anos, teve uma infância e adolescência difíceis por conta da alopecia areata e foi somente com a terapia e com o apoio que encontrou no grupo que conseguiu aceitar e falar sobre o assunto.

Apesar de não se recordar muito bem de como tudo começou, ela sabe que a doença surgiu na infância, por volta dos 6 anos. As pequenas falhas apareceram no couro cabeludo e nenhum médico entendia o que estava acontecendo. O cabelo caía muito no banho e aos 7 anos já não havia mais nenhum fio, o que fazia com que enfrentasse dificuldades para ir à escola.

Gilmara realizou diversos tratamentos com homeopatia, caseiros e passou por vários médicos, até que iniciou o tratamento nos Hospital das Clínicas (HC) em São Paulo, com outras crianças que também tinham AA. "Eu ia duas vezes na semana, tomava remédios fortíssimos e tinha efeitos colaterais terríveis." No último tratamento que realizou, aos 10 anos, fazia as infiltrações de corticoide, mas não obteve nenhum resultado. "E aí pelo grande tempo que eu estava fazendo tratamento, e como não tinha efeito nenhum, não dava resultado aparente, o médico pediu para minha mãe suspender o tratamento para o meu organismo respirar e assim na fase adulta eu retornar, se quisesse."

Nessa época, Gilmara não entendia exatamente o que estava acontecendo, já que os médicos não se dirigiam a ela. Nem mesmo sua mãe tocava no assunto, problema que ainda persiste atualmente. "Fui saber o que era alopecia areata e quais eram os tratamentos depois, fuçando na internet. Hoje em dia não se fala em casa sobre careca, mulher careca. Minha mãe não fala sobre o assunto, meus irmãos não falam, meus sobrinhos não falam, eu também não falo", conta.

***

Gilmara sempre foi muito tímida, especialmente quando criança. Com receio de chamar atenção, usava sempre a mesma touca de lã, estivesse calor ou frio.

"Não conseguia tirar porque eu tinha muito medo de chamar atenção para aquilo. Eu era uma pessoa invisível e se eu trocasse a touca iria chamar atenção, despertar curiosidade nas pessoas em relação a isso."

E foi vivendo assim, tentando se esconder, até os 19 anos, quando ganhou sua primeira peruca. "Eu cantava no coral da igreja e tentava ficar atrás, para ninguém me notar, quando um senhor olhou para mim e falou: 'Nossa, mas você canta bem! Você é tão bonita, se está com vergonha da touca, porque não usa uma peruca?'."

Gilmara nunca havia pensado nessa possibilidade, pois acreditava que, como tinha nascido com cabelo, um dia ele naturalmente voltaria. "Eu achei que um dia ia acordar e o cabelo estaria lá. Você fica esperando que algo extraordinário aconteça... E aconteceu. O senhor me presenteou com uma peruca, uma peruca bonita de boa qualidade. Eu gostei e não parei mais de usar, não tive nenhuma dificuldade para me adaptar."

A peruca ajudou muito a assistente social que, desde então, passou a entrar nos lugares sem sentir que as pessoas a estavam encarando. Conseguiu estudar e trabalhar com tranquilidade, algo nunca alcançado. "Para mim era meu cabelo mesmo, até sentia dor se alguém puxasse, mas eu sei que isso já é coisa da cabeça. Mas aquilo ali foi um salto na minha vida." Atualmente, ao invés das perucas comuns, ela usa próteses capilares, pelo maior conforto e aspecto mais natural.

Divorciada há quatro anos, quando conheceu o ex-marido ainda usava a touca, o que não atrapalhou em nada o início do relacionamento. Ele já tinha um filho, que Gilmara acabou criando como seu. "Ele sabia sobre minha vida e não teve nenhum problema em relação a isso, acho que quem mais tinha era eu. E aí nos casamos e ficamos juntos por doze anos e ele sempre me incentivou a estudar, a não parar." Para ela o maior problema era sua autoestima. Casada com um homem vaidoso, sentia receio em sair com ele e acabava ficando em casa. "Era mais meu o preconceito e a não aceitação do que dele. Aí teve uma hora que o casamento não deu mais. Infelizmente na sociedade o cabelo está atrelado à beleza."

***

Atualmente Gilmara não está exercendo a profissão de assistente social. Ela trabalha com a mãe aos finais de semana, buscando equilibrar as contas, mas deseja voltar a trabalhar na área, um dia. "Me formei em serviço social, algo em que eu acredito. O meio em que a pessoa vive influencia muito. Hoje eu percebo isso e talvez, se meus pais fossem mais instruídos sobre a alopecia areata naquela época, eu poderia ser uma pessoa diferente."

Na infância ela não teve um acompanhamento psicológico e foi só aos 29 anos, depois de fazer terapia familiar com o marido e o filho, que ela começou com o acompanhamento individual. "Eu não conseguia falar de alopecia, não conseguia aceitar que eu tinha esse problema... Foi na terapia que eu consegui falar: 'Eu sou a Gilmara e tenho alopecia'. Foi só mesmo através da terapia que eu consegui olhar a doença de outra forma."

Quando saiu do trabalho como assistente social, precisou parar a terapia por sete meses, até conseguir começar o atendimento pelo SUS no Hospital São Paulo. Sua terapeuta é Hiliana Reis, atual psicanalista do AAGAP, grupo cujas reuniões Gilmara frequenta há pouco mais de um ano. "O bom é que ela está no grupo, conhece bem essa questão da alopecia. Você consegue falar abertamente... Facilita o processo."

Hiliana foi convidada por Enilde para participar do grupo e acredita que as atividades podem ser fundamentais, desde que sejam acompanhadas por profissionais competentes e responsáveis, com conhecimento na área. "Creio que a informação médica, a troca de relatos e de diferentes maneiras de lidar com a situação são importantes para perceber os múltiplos efeitos da doença. No grupo, testemunhamos o sofrimento que ela causa no âmbito pessoal e familiar e a busca de alternativas para enfrentá-la", considera a psicanalista.[8]

Para Gilmara, a experiência proporcionada pelo grupo foi muito significativa. "Quando eu fui pela primeira vez só chorava, porque eu nunca tinha ido a um lugar com tanta gente com o mesmo problema que eu e enfrentando de maneiras tão diferentes."

Ela também participa de grupos no Facebook, como o do Jorge, e conheceu várias pessoas através deles. "Participo, interajo, conto minha história. Antes não conhecia ninguém com alopecia areata, só fui conhecer no AAGAP e agora consigo me aproximar, conversar, falar um pouquinho da minha história", conta.

Além de ser um espaço para se fazer novas amizades, as reuniões do grupo de apoio são, ainda, uma ótima oportunidade para se atualizar a respeito de novos medicamentos e pesquisas científicas sobre a areata. Em 2014, por exemplo, dois artigos científicos tiveram grande repercussão na mídia, já que afirmavam terem curado pacientes de AA, e as dúvidas dos pacientes foram sanadas pela dermatologista Enilde Costa, em duas reuniões do grupo.

---

[8] REIS, Hiliana. Entrevista concedida a Andressa Pedras e Beatriz Santos. São Paulo, 11 out. 2014.

O primeiro artigo, intitulado "Matando dois pássaros com uma pedra: tofacitinib oral reverte alopecia universal em um paciente com psoríase em placas",[9] foi publicado em junho de 2014, na revista *Journal of Investigative Dermatology*. Nele, os pesquisadores Britanny Craiglow e Brett King, da Universidade de Yale (EUA), descreveram a experiência do uso do tofacitinib no tratamento de um paciente acometido por psoríase e alopecia universal. O uso desse medicamento é recomendado para tratamento de artrite reumatoide, mas, nesse caso, depois de oito meses de uso, os fios de cabelo, sobrancelhas, cílios e pelos de algumas partes do corpo nasceram completamente, além de ter havido melhora da psoríase.

A princípio, não houve efeito colateral importante, mas como lembra Enilde,[10] ainda é preciso realizar mais estudos, com mais pacientes, para que um novo tratamento possa ser recomendado.

Nesse quesito, o outro artigo, "Alopecia Areata é impulsionada pelos linfócitos T citotóxicos e é invertida pela inibição JAK", também publicado em 2014, está um passo a frente. O texto, escrito por um grupo de pesquisadores da Universidade de Columbia (EUA), apresenta

---

[9] CRAIGLOW, Brittany G.; KING, Brett A. Killing Two Birds with One Stone: Oral Tofacitinib Reverses Alopecia Universalis in a Patient with Plaque Psoriasis. *Journal of Investigative Dermatology*, USA, 2014.

[10] COSTA, Enilde Borges. Entrevista concedida a Andressa Pedras e Beatriz Santos. São Paulo, 12 jul. 2014.

os resultados do uso de ruxolitinib no tratamento da areata. O remédio, utilizado para tratar alguns tipos de câncer, foi eficaz na recuperação dos cabelos de três dos doze pacientes participantes do estudo, apresentando o crescimento quase completo do cabelo em cinco meses.[11]

Esse remédio, utilizado em tratamentos quimioterápicos, pode causar graves efeitos colaterais, pois inibe a ação do sistema imunológico, responsável pela defesa do organismo, segundo reportagem publicada pela BBC Brasil. Por isso é preciso ter cautela antes de alardear a cura para a alopecia areata. Para Enilde, "é ótimo que estejam pesquisando, é um caminho importante, mas principalmente para a areata, que não causa um comprometimento interno, é necessário tomar muito cuidado. Primeiro para não ter grandes expectativas, depois porque pode causar efeitos colaterais muito importantes".

Para a dermatologista ainda é preciso realizar mais testes e pesquisas para provar a eficácia dos remédios apresentados, já que a repilação pode, inclusive, ter sido espontânea e não há nada que garanta que os cabelos nunca mais vão cair.

Além da busca por novos tratamentos, as pesquisas científicas a respeito da alopecia areata também

---

[11] CERISE, Jane et al. Alopecia areata is driven by cytotoxic T lymphocytes and is reversed by JAK inhibition. *Nature Medicine*, USA, v. 20, n. 9, pp. 1043-1049, 2014.

ERA UMA VEZ UM CABELO

procuram identificar as causas dessa doença. Enilde explica que, atualmente, umas das hipóteses mais aceitas a respeito da origem da AA é a teoria do privilégio imunológico.

Essa teoria parte do princípio de que, em algumas áreas do nosso corpo, existem barreiras criadas pelo próprio organismo, a fim de proteger e permitir o desenvolvimento de determinada estrutura que possa ser estranha ao corpo. Um exemplo dessa ação acontece durante a gravidez. Enilde explica que "o feto possui elementos do pai, que são estranhos ao corpo da mãe. Se não existisse esse privilégio imunológico, o organismo da mãe não deixaria o feto se desenvolver".

Ação parecida ocorre na base do folículo piloso. No bulbo capilar existe uma estrutura que protege temporariamente o fio durante a fase inicial do cabelo, a anágena. Dessa forma, o sistema imunológico não "enxerga" o fio e, portanto, não causa sua queda. Depois que o fio cresce, a proteção desaparece, tornando-o "visível" e fazendo com que caia ao fim de seu ciclo de crescimento. No caso da alopecia areata, existiria uma falha nesse mecanismo de proteção, o que não permitiria o crescimento do fio. As pesquisas dessa área, então, buscam uma forma de simular o privilégio imunológico nos folículos, que a AA, aparentemente, inibe.

***

Todas essas informações sobre pesquisas e remédios contribuem para a melhor compreensão da doença e podem, inclusive, encorajar pessoas a buscar tratamento, mas não Gilmara. A decisão de não mais tratar a AA já é antiga e, atualmente, está de acordo com a forma como Gilmara se vê e se sente. "Hoje eu percebo que estou bem melhor. Eu consigo me olhar no espelho sem a prótese, consigo me maquiar, me achar bonita, sair, trabalhar, estudar, falar da alopecia. Claro que tenho altos e baixos, mas isso não é só de quem tem alopecia, é geral... Ainda mais para quem mora em São Paulo", conta rindo. Seu cabelo nunca voltou por completo, mas isso não é mais uma preocupação em sua vida. Para ela, "Se nascer, amém; se não nascer, amém também".

Epílogo

Dois anos depois das entrevistas para este livro, os pacientes e médicos continuam na busca pela cura e aceitação da alopecia areata. As pesquisas divulgadas em 2014 a respeito dos medicamentos ruxolitinib e tofacitinib progrediram e, no final de 2015, novos artigos foram lançados trazendo atualizações dos estudos promovidos nas universidades de Yale[1] e de Columbia,[2] ambas nos EUA.

Em outubro de 2015, a equipe de Columbia, liderada pela pesquisadora Angela Christiano (ela mesma portadora de alopecia areata) descobriu que as substâncias chamadas de inibidores JAK, testadas de forma sistêmica nos ratos, causavam efeito melhor quando aplicadas diretamente na pele dos roedores. Começaram, então, estudos para avaliar se as substâncias atuam no ciclo natural dos pelos e não apenas inibindo o processo

---

[1] Divulgado na reportagem "Research in the news: Yale doctors help bald teen grow hair using novel cream", do site de notícias da Universidade de Yale, em 9 de dezembro de 2015.

[2] Divulgado na reportagem "Cientistas acordam folículo capilar e isso pode mudar a vida dos carecas", publicada no UOL, em 30 de outubro de 2015.

autoimune, como acreditavam. Os resultados demonstraram que sim, os medicamentos despertavam os folículos capilares e causavam uma aceleração no ciclo, o que, teoricamente, abre possibilidades para o tratamento de diferentes tipos de queda de cabelo, como a alopecia androgenética e a alopecia causada por quimioterapia, além da alopecia areata.

Já a pesquisa de Yale, publicada em dezembro de 2015 e coordenada pelo professor e pesquisador Dr. Brett King, era focada em alopecia areata e conseguiu recuperar sobrancelhas e boa parte dos cabelos de uma jovem de 17 anos, utilizando um creme de ruxolitinib por doze semanas. Depois desse período, ao trocar o creme por comprimidos, todo o restante do cabelo nasceu. A descoberta é importante, pois essa é uma medicação que causa inúmeros efeitos adversos quando administrada em comprimidos, mas na forma de creme não foram relatados efeitos colaterais.

***

Ambas as pesquisas ainda precisam de muitos testes, antes de serem alardeadas como a descoberta da cura da alopecia areata, já que, como se sabe, trata-se de uma doença imprevisível, que muitas vezes volta a se manifestar mesmo com tratamentos. É por saber disso que Jocélia já desistiu completamente de se tratar e tenta não pensar muito no assunto. Participa do grupo de whatsapp criado pelo Jorge e sente que já é uma boa ajuda saber que não é a única no mundo com esse problema.

Os cabelos de Ronaldo também não voltaram, mas isso não o impede de continuar realizando seu trabalho na televisão e agora, também, no YouTube, com o canal "Espalma Ronaldo". Lá ele apresenta vídeos que, embora sejam focados em futebol, funcionam como uma divulgação indireta da alopecia. Os vídeos são assistidos e compartilhados por milhares de pessoas, o que pode contribuir para a educação de parte da população e evitar casos como o ocorrido no ENEM (Exame Nacional do Ensino Médio) de 2015, no Acre. Segundo uma matéria do site G1, na ocasião, uma jovem de 19 anos, portadora de alopecia areata, foi constrangida por usar um lenço durante a prova. Disseram que ela poderia ser desclassificada, exigiram um laudo médico e, na falta deste, obrigaram-na a tirar o acessório, para provar que não tinha cabelo. Uma falta de respeito, causada pela ignorância ainda presente em parte da população, que exclui aqueles que, de alguma forma, são diferentes da maioria.

Diferença essa que Viviane passou a amar. Prestes a terminar o doutorado, gosta cada vez mais de sua careca. "Eu achava que iria morrer, perder o emprego, nunca mais namorar, tinha todas essas fantasias e vi que isso não tem nada a ver. Eu rasparia meu cabelo se ele crescesse de novo, virou minha marca registrada e só uso chapéus e lenços como acessório ou no frio." Já o cabelo de Claudia está começando a crescer. Ela não faz nenhum tratamento e ainda usa peruca. "A alopecia me ensinou que aparência não é tudo nessa vida e que jamais devo me importar com o que as pessoas pensam a meu respeito. Para ser feliz precisamos acreditar em nós mesmos e tirar lições dos momentos difíceis que passamos na vida, tudo tem um propósito de ser", explica. Hoje sua artrite incomoda mais e piorou após uma torção que rendeu uma lesão no tendão, derrame articular, um rompimento de ligamento total e um parcial. Foram quatro meses de fisioterapia, mas ela ainda não está completamente restabelecida e reaprende a viver mais uma vez, já que é uma pessoa muito ativa.

Glauco também está enfrentando melhor a doença, o que não o impede de buscar tratamentos. Nos últimos meses parou de tomar corticoides, pois o resultado já não era satisfatório e os efeitos colaterais estavam prejudicando sua saúde. Assim, o cabelo e parte dos pelos voltaram a cair. Atualmente está fazendo tratamento com difenciprona, mas ainda está tentando encontrar a concentração correta do medicamento e, por isso, não está tendo resultados. A osteopenia se tornou osteoporose e agora ele toma cálcio e vitamina D. "Estou lidando melhor com esse problema, talvez eu esteja mais maduro ou então mais conformado."

Camila continua com o blog e seu canal no YouTube, o "Detalhe de Mulher". Esse trabalho lhe possibilitou fazer amigos e aprender novas coisas, em um grande processo de troca. "Nunca quis aparecer em um vídeo lamentando a minha situação, mas sempre buscando e apresentando coisas novas de forma positiva, levando esperança e inclusão para muitas pessoas ao redor do mundo." Hoje em dia, os tratamentos que faz não são diretamente para a AA. "Estou usando alguns medicamentos fitoterápicos e fazendo acupuntura, além de evitar ao máximo comer glúten, lactose e açúcar. Pode ser que resulte no crescimento do cabelo, mas não sabemos. De qualquer forma é para gerar bem-estar e me ajudar a ter menos estresse no dia a dia." Outro motivo que a levou a parar com os medicamentos mais fortes foi o planejamento de uma futura gravidez. "Hoje tenho outras prioridades, como minha família e meu bem-estar... Não saio por aí fazendo qualquer coisa para ter meus cabelos de volta. Sou muito mais perseverante, otimista e flexível em relação a não ter controle sobre o que está a minha volta."

Ser youtuber também é o sonho de Victor. Com 10 anos e cursando o 4º ano do Ensino Fundamental, o garoto está indo melhor na escola, adora matemática e pretende fazer um curso de robótica. Está fazendo um tratamento com difenciprona a cada quinze dias; o cabelo não cresceu, mas os cílios e sobrancelhas estão nascendo. "Eu penso que a cada dia e a cada ano que passa, amadurecemos juntos com o Victor. Ele está bem, se aceitando bastante", conta sua mãe, Luciane.

***

Maria de Lourdes continua encarando sua falta de cabelos como algo inevitável. "Fazer o que, né? Melhor não ligar." Mesmo porque sua vida anda bastante atribulada agora, com a chegada de mais um bisneto, o Lorenzo, neto da Luciana. As duas ainda usam perucas e, agora, estão tentando conseguir novas próteses através de uma ONG, a Rapunzel Solidária, que, embora seja voltada a pacientes com câncer, têm ajudado muitas mulheres com alopecia.

Midian é uma delas. No ano passado, ganhou da ONG uma peruca, que usa em dias muito frios ou quando deseja mudar o visual. Para ela, sua vaidade aumentou

ERA UMA VEZ UM CABELO

bastante depois que perdeu os cabelos. "Eu gosto de andar arrumada, bem maquiada, porque sei que todo mundo vai me olhar. Eu com cabelo não era tão vaidosa assim, não", conta. Sua autoestima aumentou, também, com a realização de um de seus sonhos: ter aulas de dança do ventre. "Eu tive sorte, minha professora é um amor de pessoa. Me ajuda muito, mostra que cabelo não tem nada a ver com autoestima." Mesmo lidando melhor com a situação, Midian ainda tentou um último tratamento, em 2015, com **metotrexato**, que não deu resultados, além de causar uma piora na sua burcite no joelho e nos níveis de colesterol. "O próprio médico me disse: 'Olha, você já tentou de tudo... Não acha melhor agora cuidar da sua saúde?'. Chorei muito pra tomar essa decisão, mas agora não choro mais por causa de cabelo. Essa fase já passou."

METOTREXATO

É um imunossupressor usado em diversas dermatoses, recentemente introduzido como opção terapêutica para alopecia areata.

Fonte: Hammerschmidt, 2014.

Embora muitos não tenham tido melhora alguma em relação à doença, Nadir recuperou os cílios e sobrancelhas sem tratamento algum. Ela considera estar lidando cada vez melhor com a alopecia, e que isso se deve, e muito, ao AAGAP, cujas reuniões passou a frequentar regularmente. Em 2016, deu um passo importante e corajoso na busca pela aceitação da doença: andou de transporte público em São Paulo, sem peruca. "Antes de sair senti medo, o coração disparou... Mas botei um salto, levantei a cabeça e segui em frente. Disse a mim mesma: 'Você é forte, deixa o medo'. E fui." No caminho, aproveitou e distribuiu panfletos sobre a doença, explicando o que era e tirando dúvidas de quem se aproximava ou a encarava com curiosidade.

Seu filho Lucas, mesmo sem nunca ter participado de uma reunião do grupo de apoio, também liga cada vez menos para a falta de cabelos, que agora incorporou ao seu estilo. O alto astral impede que a alopecia atrapalhe seus planos. Estudioso, já pensa em cursar mais uma faculdade, dessa vez Engenharia de Produção, sem nunca abandonar sua paixão pelas rodinhas. "Vou ter 50 anos e ainda vou andar por aí de skate", diz.

***

Guilherme agora é aluno do Ensino Médio, mudou de escola e está cada vez mais à vontade quando se trata de falar da areata, que continua estável, com poucas e pequenas falhas nos cabelos. O tratamento atual inclui deflazacorte e minoxidil, e sua saúde é acompanhada de perto pelos médicos. Uma vez ao ano faz exame de densitometria óssea, para garantir que seu crescimento não está sendo prejudicado. Seus pais, Zilda e Sandro, também enfrentam melhor o problema. "Vimos que tem muita gente acometida por essa doença, e agora até passamos informações e ajudamos outras pessoas. Estou bem mais tranquila, também, por ver que o Guilherme encara de forma diferente, mais madura", conta a mãe.

Gilmara também lida com a alopecia de outra forma. Hoje ela consegue falar sobre a doença e não sente mais necessidade de se esconder, como há alguns anos. Isso graças à terapia, que a ajudou a encarar essa realidade de uma maneira diferente. "A terapia me ajudou a entender que sou muito mais que cabelo... Me faz muito bem", conta.

As reuniões do grupo de apoio tiveram o mesmo efeito para Jorge, que não raspa mais os cabelos e exibe orgulhoso os resultados do tratamento, que mantém até hoje. Sua participação no AAGAP é, também, motivo de orgulho: sua atuação nas redes sociais é responsável por atrair novos integrantes a cada mês. Seus grupos on-line, aliás, já agregam mais de mil pessoas, contribuindo para a divulgação de informações, aumento da autoestima e da sensação de pertencimento. Para ele, divulgar a doença se tornou uma missão, realizada com dedicação e alegria.

Contatos úteis

Grupos de apoio

AAGAP – Grupo de Apoio aos Pacientes com Alopecia Areata (SP)
Coordenação: Enilde Borges Costa
Agenda: Reuniões no segundo sábado de cada mês, às 9h30.
Rua Machado Bittencourt, 361 – Vila Mariana
São Paulo (SP) – CEP 04044-001 (Metrô Santa Cruz)
Sede da Sociedade Brasileira de Dermatologia –
Regional de São Paulo
Telefone: (11) 5576-4804 (falar com Ana)

Programa de Grupos de Apoio Permanente – GRAPE SBD
Site: www.sbd.org.br/acoes/grape-sbd

Ambulatórios e hospitais

Ambulatório de Cabelos da Unifesp
Unidade de Cosmiatria, Cirurgia e Oncologia – UNICCO
Rua Estado de Israel, 192 – Vila Clementino –
São Paulo (SP) – CEP 04022-000 (Metrô Santa Cruz)
Telefone: (11) 5549-7888

Complexo Hospitalar Heliópolis – Dermatologia
Rua Cônego Xavier, 276 – 6º andar – Cidade Nova Heliópolis
– Sacomã – São Paulo (SP) – CEP 04231-030
Telefone: (11) 2067-0566
E-mail: domingos-simone@uol.com.br

Complexo Hospitalar Padre Bento de Guarulhos – Dermatologia
Av. Emilio Ribas, 1819 – Gopoúva – Guarulhos (SP) –
CEP 07051-000
Telefone: (11) 2463-5691
E-mail: dermato.chpbg@ig.com.br
Site: www.hospitalpadrebento.com.br/ambulatorios.asp

Departamento de Dermatologia da Escola Paulista de Medicina – Unifesp
Rua Borges Lagoa, 508 – Vila Clementino – São Paulo (SP) –
CEP 04038-000 (Metrô Santa Cruz)
Telefone: (11) 5576-4804
E-mail: dermato@epm.br
Site: www.hsp.epm.br/dderma/
Horário de atendimento: de segunda à sexta-feira, das 8h às 12h e das 13h30 às 17h

Hospital das Clínicas – Faculdade de Medicina da USP
Rua Dr. Ovídio Pires de Campos, 225 – Cerqueira César –
São Paulo (SP) – CEP 05403-010 (Metrô Estação Clínicas)
Telefone: Geral: (11) 2661-0000 / Departamento de
Dermatologia: (11) 4177-6100

Hospital São Paulo
Rua Napoleão de Barros, 715 – Vila Clementino –
São Paulo (SP) – CEP 04024-002 (Metrô Santa Cruz)
Telefone: (11) 5576-4000 / 5576-4522
Site: www.hospitalsaopaulo.org.br/ambulatorial
Email: faleconosco@hospitalsaopaulo.org.br

Referências bibliográficas

AMIN, Syed Suhail; SACHDEVA, Sandeep. Alopecia areata: a review. *Journal of the Saudi Society of Dermatology & Dermatologic Surgery*, India, v. 17, n. 2, pp. 37-45, 2013. Disponível em: <http://www.sciencedirect.com/science/article/pii/S2210836X13000237>. Acesso em: 13 jun. 2016.

ASSOCIAÇÃO BRASILEIRA DE MEDICINA ORTOMOLECULAR. *Medicina Ortomolecular*. [s.d.] Disponível em: <http://www.abmo.org.br/index.php/medicina-ortomolecular.html>. Acesso em: 13 jun. 2016.

AZULAY, Rubem D.; BAKOS, Lucio; BAKOS, Renato Marchiori. Afecções dos pelos. In: AZULAY, R.; AZULAY, D.; AZULAY-ABULAFIA, L. *Dermatologia*. 5. ed. Rio de Janeiro: Guanabara Koogan, 2008. pp. 671-683.

BBC Brasil. Remédio para medula reverte tipo grave de calvície. Disponível em:<http://www.bbc.co.uk/portuguese/noticias/2014/08/140818_alopecia_reversao_lgb>. Acesso em: 13 jun. 2016.

BECHELLI, Luiz Paulo de C.; SANTOS, Manoel Antônio dos. Psicoterapia de grupo: como surgiu e evoluiu. *Revista Latino-Americana de Enfermagem*, v. 12, n. 2, pp. 242-249, 2004. Disponível em: <http://www.scielo.br/pdf/rlae/v12n2/v12n2a14.pdf>. Acesso em: 13 jun. 2016.

BOA SAÚDE. Atopia. [s.d.]. Disponível em: <http://www.boasaude.com.br/folhetos-de-saude/5622/atopia.html>. Acesso em: 13 jun. 2016.

CARNEIRO, A.; CARVALHO, F.; DIAS, R. Miopatia por corticosteroide. *Revista Acta Fisiátrica*, v. 11, n. 1, 2004. Disponível em: <http://www.actafisiatrica.org.br/detalhe_artigo.asp?id=257>. Acesso em: 13 jun. 2016.

CENTRO CATARINENSE DE TRATAMENTO DO CERATOCONE – CCTC. *O que é ceratocone.* Disponível em: <http://www.cctc.com.br/web/index.php/ceratocone/ver/ceratocone>. Acesso em: 13 jun. 2016.

CENTRO DE ENDOMETRIOSE SÃO PAULO. *A Endometriose.* Disponível em: <http://endometriosesp.com.br/endometriose/read/1/endometriose-entenda-a-%22doenca-da-mulher--moderna%22#ceBack>. Acesso em: 13 jun. 2016.

CERISE, Jane et al. Alopecia areata is driven by cytotoxic T lymphocytes and is reversed by JAK inhibition. *Nature Medicine*, USA, v. 20, n. 9, pp. 1043-1049, 2014. Disponível em: <http://www.nature.com/nm/journal/v20/n9/full/nm.3645.html>. Acesso em: 13 jun. 2016.

CRAIGLOW, Brittany G.; KING, Brett A. Killing Two Birds with One Stone: Oral Tofacitinib Reverses Alopecia Universalis in a Patient with Plaque Psoriasis. *Journal of Investigative Dermatology*, USA, 2014. Disponível em: <http://www.nature.com/jid/journal/vaop/ncurrent/abs/jid2014260a.html>. Acesso em: 13 jun. 2016.

FEDERAÇÃO NACIONAL DAS APAES. *Rede Apae e sua história.* [s.d.]. Disponível em: <http://www.apaebrasil.org.br/>. Acesso em: 13 jun. 2016.

FUNABASHI, Márcia Yuri. *Alopecia areata no caso flora*: uma investigação psicopatológica. 2006. 131f. Dissertação (Mestrado em Psicologia Clínica) – Programa de Estudos Pós-Graduados em Psicologia Clínica, Pontifícia Universidade Católica de São Paulo, São Paulo, 2006.

HAMMERSCHMIDT, M.; MULINARI-BRENNER, F. Eficácia e segurança do metotrexato na alopecia areata. *Anais Brasileiros de Dermatologia*, 2014; 89(5):730-5.

HORDINSKY, M.; ERICSON, M. Autoimmunity: alopecia areata. *Journal of Investigative Dermatology Symposium Proceedings*, USA, v. 9, n. 1, pp. 73-78, 2004. Disponível em: <http://www.nature.com/jidsp/journal/v9/n1/pdf/5640137a.pdf>. Acesso em: 13 jun. 2016.

INSTITUTO ONCOGUIA. *Perucas para pacientes com câncer*: uma grande aliada. [s.d.]. Disponível em: <http://www.oncoguia.org.br/conteudo/perucas-para-pacientes-com-cancer-uma--grande-aliada/1922/21/>. Acesso em: 13 jun. 2016.

KASHEF, Z. Research in the news: Yale doctors help bald teen grow hair using novel cream. *Yale News*. 9 dez. 2015. Disponível em: <http://news.yale.edu/2015/12/09/research-news-yale-doctors-help-bald-teen-grow-hair-using-novel-cream>. Acesso em: 13 jun. 2016.

KHIDIR, G. K. et al. The prostamide-related glaucoma therapy, bimatoprost, offers a novel approach for treating scalp alopecias. *The FASEB Journal*, pp. 2557-2567, 2013.

LAURINDO, I. M. M. et al. Artrite reumatoide: diagnóstico e tratamento. *Revista Brasileira de Reumatologia*, São Paulo, v. 44, n. 6, 2004. Disponível em: <http://www.scielo.br/scielo.php?script=sci_arttext&pid=S0482-50042004000600007#back>. Acesso em: 13 jun. 2016.

MALE, David. *Imunologia*. São Paulo: Manole, 1999.

MOURA, P. Cientistas acordam folículo capilar e isso pode mudar a vida dos carecas. UOL, 30 out. 2015. Disponível em: <http://noticias.uol.com.br/saude/ultimas-noticias/redacao/2015/10/30/cientistas-acordam-foliculo-capilar-e-isso-pode-mudar-a-vida--dos-carecas.htm>. Acesso em: 13 jun. 2016.

ERA UMA VEZ UM CABELO

PORTAL DA SOCIEDADE BRASILEIRA DE DERMATO-LOGIA. *Alopecia areata*. Disponível em: <http://www.sbd.org.br/doencas/alopecia-areata>. Acesso em: 13 jun. 2016.

PRICE, Vera H. Alopecia areata: clinical aspects. *Journal of Investigative Dermatology*, USA, v. 96, n. 5, pp. 68S, 1991. Disponível em: <http://www.nature.com/jid/journal/v96/n5s/pdf/5612518a.pdf>. Acesso em: 13 jun. 2016.

QUINTÃO, Adriana M. P. *O que ela tem na cabeça?* Um estudo sobre o cabelo como *performance* identitária. 2013. 197f. Dissertação (Mestrado em Antropologia) – Programa de Pós-Graduação em Antropologia, Universidade Federal Fluminense, Niterói, 2013.

RAMALHO, Antonio Sérgio. *As hemoglobinopatias hereditárias*: um problema de saúde pública no Brasil. Ribeirão Preto: Sociedade Brasileira de Genética, 1986.

RIVITTI, Evandro. Alopecia Areata: revisão e atualização. *Anais Brasileiros de Dermatologia*, Rio de Janeiro, v. 80, n. 1, 2005. Disponível em: <http://www.scielo.br/scielo.php?script=sci_arttext&pid=S0365-05962005000100009>. Acesso em: 13 jun. 2016.

RODRIGUES, I.; MUNIZ, T. No AC, jovem diz que foi constrangida por usar lenço durante prova do Enem. G1, 25 out. 2015. Disponível em: <http://g1.globo.com/ac/acre/noticia/2015/10/no-ac-jovem-diz-que-foi-constrangida-por-usar-lenco-durante--prova-do-enem.html>. Acesso em: 13 jun. 2016.

SAFAVI, K. H.; MULLER, S. A.; SUMAN, V. J.; MOCHELL, A. N.; MELTON, L. J. Incidence of alopecia areata in Olmsted County, Minnesota, 1975 through 1989. *Mayo Clinic Proceedings*, USA, v. 70, pp. 628-633, 1995. Disponível em: <http://www.mayoclinicproceedings.org/article/S0025-6196(11)63913-X/pdf>. Acesso em: 13 jun. 2016.

SANTANA, Ana Lucia. Xamanismo. *InfoEscola*. Disponível em: <http://www.infoescola.com/religiao/xamanismo/>. Acesso em: 13 jun. 2016.

SANTIAGO, Gabriela Andrade. *Presença de comorbidades como fator agravante de alopecia areata em crianças e adolescentes de 0 a 19 anos de idade no Hospital Universitário de Brasília*. 2011. 63f. Dissertação (Mestrado em Ciências da Saúde) – Programa de Pós-graduação em Ciências da Saúde, Universidade de Brasília, Brasília, 2011.

SEDICIAS, S. Mioma (Fibroma). 2013. In: *Site Tua Saúde*. Disponível em: <https://www.tuasaude.com/mioma-fibroma/>. Acesso em: 15 jan. 2017.

SOCIEDADE BRASILEIRA DE DIABETES. *Maioria dos casos de amputação de pernas e pés é por falta de cuidados com o diabetes*. 2014. Disponível em: <http://www.diabetes.org.br/diabetes-na--imprensa/maioria-dos-casos-de-amputacao-de-pernas-e-pes--e-por-falta-de-cuidados-com-o-diabetes>. Acesso em: 13 jun. 2016

SOCIEDADE BRASILEIRA DE HIPERTENSÃO. I Diretriz brasileira de diagnóstico e tratamento da síndrome metabólica. *Arquivos Brasileiros de Cardiologia*, v. 84, 2005. Disponível em: <http://www.scielo.br/pdf/abc/v84s1/a01v84s1.pdf>. Acesso em: 13 jun. 2016.

GALERIA DE FOTOS

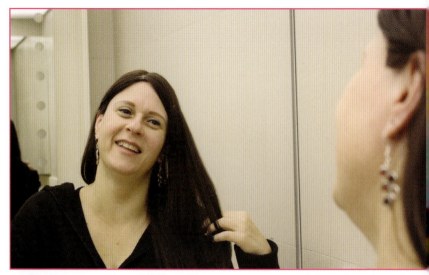

Jocélia Secco considera difícil conhecer novas pessoas e falar sobre alopecia. Depois de buscar várias soluções, aguarda a descoberta de algum tratamento definitivo.

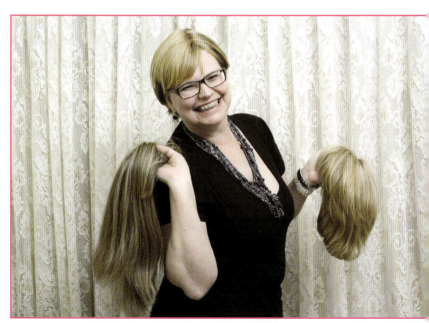

Dona de uma coleção de cinco perucas de tamanhos e cores diferentes, Claudia Grycak sempre varia o visual do dia a dia.

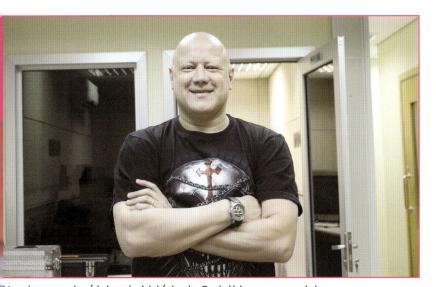

Um dos grandes ídolos da história do Corinthians, o ex-goleiro Ronaldo Giovanelli encara a doença de forma bem-humorada e descontraída.

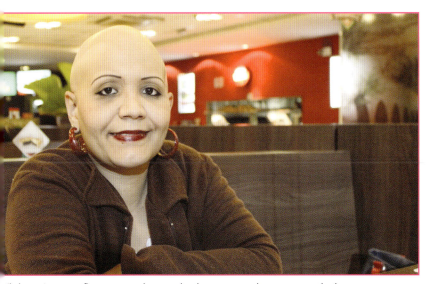

Viviane Louro não conseguiu se adaptar ao uso de perucas e hoje, feliz, mantém o visual que seus amigos consideram estiloso.

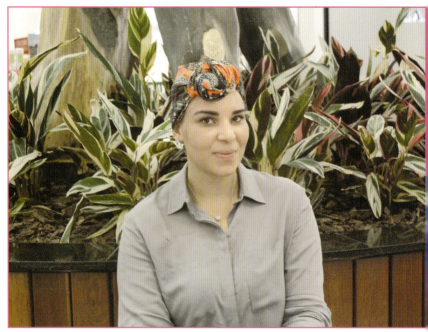

Com o intuito de compartilhar sua experiência com a alopecia areata, Camila Correa faz vídeos e mantém um blog, o Detalhe de Mulher.

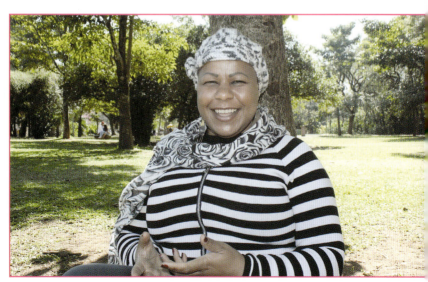

Deixando a peruca e os lenços de lado, Midian da Silva agora é adepta dos chapéus e touquinhas.

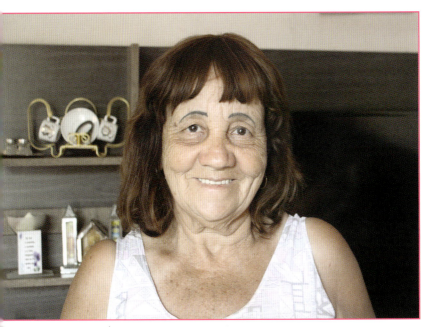

Maria de Lourdes Inácio gosta de passar o tempo em casa, assistindo a filmes e novelas na televisão.

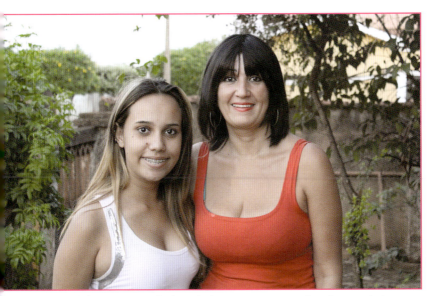

Quando completar 18 anos, Thaíssa, hoje com 15 anos, vai cortar o cabelo e doar para a confecção de uma peruca para a mãe, Luciana Inácio.

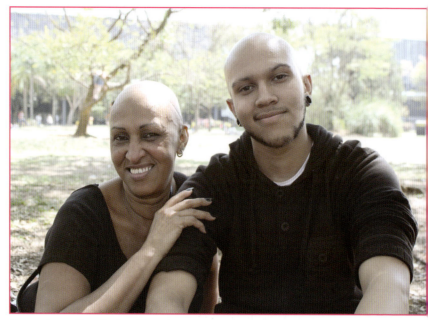

Com o incentivo da família e dos amigos, Nadir Maciel e seu filho Lucas lidam bem com a alopecia areata.

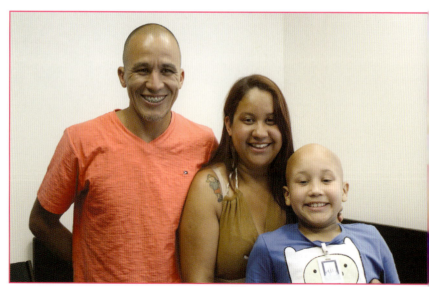

Buscando o melhor para o filho Victor, Luciane e Vagmar dos Santos sempre foram atrás de informações e tratamentos para a alopecia areata.

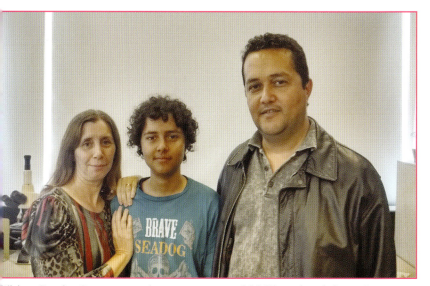

Zilda e Sandro Guerra encontraram no grupo AGAAP um local de apoio para o filho Guilherme. Ele aprende mais sobre a doença, conhece novas pessoas e se diverte com as atividades.

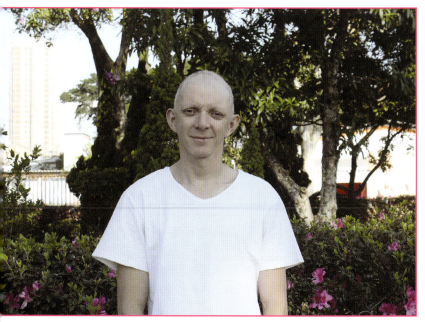

Jorge da Silva criou o "Alopecia Areata: uma doença ou um problema", grupo no Facebook com mais de mil integrantes de diversas nacionalidades.

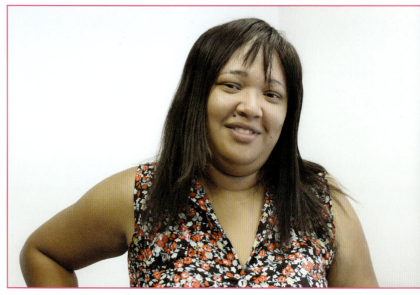

Para Gilmara, a experiência proporcionada pelo AAGAP foi muito significativa para sua vida.

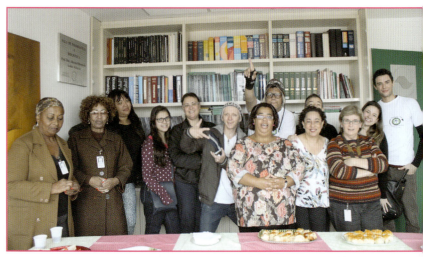

O AAGAP, coordenado pela dermatologista Enilde Borges, ajuda os pacientes com alopecia areata há mais de dez anos. Nas reuniões, a médica leva informações, pesquisas, novos tratamentos e incentiva a socialização com músicas e atividades artísticas.